La nanosanté

Mathieu Noury

La nanosanté

La médecine à l'heure des nanotechnologies

Préface de Céline Lafontaine

Liber

Les éditions Liber reçoivent des subventions du Conseil des arts du Canada, de la SODEC (programme d'aide à l'édition), et participent au programme de crédit d'impôt-Gestion SODEC pour l'édition de livres du gouvernement du Québec.

Photo de la couverture : *Green virus and bacteria particles floating around*, Kristijan Puljek, Shutterstock

Dépôt légal : 1er trimestre 2017
Bibliothèque et archives nationales du Québec

ISBN 978-2-89578-568-2
e-ISBN 978-2-89578-569-9

Toutes les sciences de la nature nous donnent une réponse à la question : que devons-nous faire si nous voulons être techniquement maîtres de la vie ? Quant aux questions : cela a-t-il au fond et en fin de compte un sens ? devons-nous et voulons-nous être techniquement maîtres de la vie ? elles les laissent en suspens ou bien les présupposent en fonction de leur but.

Max Weber, *Le savant et le politique*

Préface

Sous l'impulsion des avancées dans le domaine de la biologie moléculaire et du génie génétique, on assiste au tournant des années 1990 à une « molécularisation » de la culture. Cette dernière ne transparaît pas uniquement dans la place grandissante accordée aux gènes dans les représentations sociales, mais aussi dans la façon dont les individus se perçoivent et conçoivent leur identité corporelle. Le corps molécularisé de la biologie contemporaine se présente en effet comme malléable et perfectible, pouvant être amélioré par le biais des technosciences. Alors qu'il sous-tendait, dans l'esprit des Lumières, un progrès global des sociétés, l'idéal de perfectibilité est ainsi réduit à son versant individualiste et biologique[1]. Cette « culture de la vie », fait de la perfectibilité du corps humain, par le biais des biotechnologies, l'ultime horizon du monde contemporain. Étroitement liée au néolibéralisme, la biopolitique moléculaire ne vise donc plus à changer le monde, mais bien à perfectionner le corps humain afin de le rendre plus performant. C'est précisément cette nouvelle politique de la « vie en elle-même » qui est au centre du présent ouvrage.

1. Voir à ce sujet l'ouvrage de Nicolas Le Dévédec, *La société de l'amélioration. La perfectibilité humaine des Lumières au transhumanisme*, Montréal, Liber, 2015.

Dans cet essai grand public, Mathieu Noury offre une synthèse éclairante des enjeux profonds de la « molécularisation » de la santé et de la logique d'innovation biomédicale sur laquelle elle repose. En focalisant son regard critique sur l'application des nanotechnologies dans le domaine de la santé, l'auteur a visé juste car, de par son caractère transversal, la nanomédecine recoupe l'ensemble des champs d'interventions biomédicales. Davantage qu'un simple cadre conceptuel, la notion de nanosanté élaborée ici correspond à un nouveau paradigme biomédical caractérisé notamment par une transformation du rôle du médecin en lien avec les technologies médicales, une conception des soins de santé influencée par le transhumanisme, un modèle des soins de santé qui entre en conflit avec le modèle de la santé publique et par une logique de globalisation et de commercialisation des soins de santé. En plus d'offrir une analyse sociologique fine et précise relative au développement de la nanomédecine, l'ouvrage permet d'éclairer sous un jour nouveau la figure imaginaire de l'individu néolibéral. Car c'est bien de cela qu'il s'agit dans ce livre. Au-delà des enjeux spécifiques relatifs à la « technoscientifisation » des soins de santé, l'analyse permet de saisir comment l'orientation de la recherche dans le domaine biomédical participe activement à l'expansion d'une conception néolibérale de la subjectivité. En cela, elle constitue un apport important à la compréhension critique du néolibéralisme.

Loin d'une pure réflexion théorique désincarnée, l'essai de Mathieu Noury a le mérite de s'appuyer sur de solides assises empiriques. Basé sur une série d'entretiens au Canada et en France avec les principaux acteurs de la recherche dans le domaine de la nanomédecine et sur une analyse des discours publics accompagnant le développement de cette « médecine du future », il démontre l'ampleur des implications possibles de la « somatocratie » annoncée par Michel Foucault.

Céline Lafontaine
Université de Montréal

Introduction

L'avenir de la médecine est vaste — mais aussi extraordinairement petit.

Newsweek

Au tournant du nouveau millénaire, l'hebdomadaire américain *Newsweek* réservait son dernier numéro du vingtième siècle à une série d'articles consacrés aux grandes promesses du vingt et unième[1]. Que pouvions-nous espérer de ce nouveau millénaire était la grande question posée par ce double numéro spécial de projection dans l'avenir. Cet exercice de futurologie journalistique, peu étonnant en cette occasion exceptionnelle, brossait un portrait de l'avenir peuplé d'objets technoscientifiques et faisait preuve d'un optimisme sans faille envers leur capacité à devenir les vecteurs communs de notre bonheur collectif. La représentation des conditions futures du progrès et du bien-être social s'ancrait dans un imaginaire traversé de toutes parts par les technosciences. Dans un article sur la miniaturisation de la lutte contre la maladie (« The war on disease goes miniature »), la journaliste Claudia Kalb nous apprenait que les progrès les plus

1. « The 21st century : a user's guide ». [Les références complètes des textes cités apparaissent dans la bibliographie en fin de volume. NDE]

radicaux des innovations technoscientifiques viendraient sans conteste des nanotechnologies appliquées à la santé. Leurs potentialités révolutionnaires pourraient aller jusqu'à reléguer la maladie au rang d'archaïque fatalité que nous ne rencontrerions désormais plus qu'à travers nos livres d'histoire ou plutôt les écrans de nos iPads. En un mot, la médecine ne se passerait plus bientôt du préfixe *nano*.

À l'époque, cet enthousiasme fin de siècle pour un avenir nanotechnologique de la médecine a pu sans doute faire sourire. Au vu de l'intérêt que l'élite scientifique, politique et économique porte presque vingt ans plus tard aux technologies nanomédicales, il n'apparaît finalement pas exagéré. « Nouvelle frontière de la recherche en santé », « promesse de demain », « médecine du futur », « avenir des soins de santé », « révolution médicale », « nouvelle ère scientifique », les expressions abondent pour qualifier la portée et la nouveauté de la *nanomédecine*[2]. Détecter et traiter les maladies avant l'apparition des premiers symptômes, livrer précisément des médicaments dans les recoins les plus éloignés du corps, diriger des nanoparticules par la lumière dans l'organisme, suivre en continu l'état de santé grâce à des nanocapteurs, régénérer des tissus malades et vieillissants et même améliorer la mémoire ou les performances physiques. Il y a quelques années encore ce catalogue de promesses serait passé pour de la science-fiction. Il est désormais au cœur de la recherche biomédicale et soulève tant l'intérêt stratégique des gouvernements que la convoitise économique de l'industrie pharmaceutique.

Définie comme un « domaine consacré à la santé, qui utilise les connaissances acquises en médecine, en biologie et

2. Voir par exemple Instituts de recherche en santé du Canada, *Médecine régénératrice et nanomédecine. Investir aujourd'hui dans la promesse de demain*; R. Freitas, « Welcome to the future of medicine » ; C. K. Che et M. Gill, « Nanomedicine : the future of healthcare » ; A Tsai, « Nanomedicine : the medical revolution » ; F. Allhoff, « The coming era of nanomedicine ».

en nanotechnologie pour le plus souvent fabriquer, à l'échelle des molécules et des cellules, des outils aux dimensions nanométriques servant habituellement à diagnostiquer ou à traiter des maladies, à administrer des médicaments ou à réparer, à reconstruire ou à remplacer des tissus ou des organes[3] », la nanomédecine incarne la nouvelle solution aux problèmes de santé et l'espoir d'améliorer considérablement notre condition biologique grâce à un ensemble d'innovations capables d'en maîtriser et d'en transformer le devenir en agissant directement sur les composantes et les mécanismes organiques les plus fondamentaux. Ses ambitions repoussent les frontières de la pratique médicale et bousculent notre compréhension de la médecine et de ses présupposés, nous faisant entrer de plain-pied dans l'ère de la *nanosanté.*

La nanomédecine n'est pas simplement un nouveau domaine biomédical qui viendrait se greffer à ceux déjà existants. Elle est porteuse d'un nouveau paradigme biomédical qui promeut une conception technoscientifique de la santé, une bio-ingénierie, qui regroupe sous le préfixe *nano* l'ensemble des grandes tendances actuelles de la recherche en santé (médecine prédictive, médecine personnalisée et médecine régénératrice). Centré sur le développement d'innovations visant la maîtrise technique du développement biologique, ce nouveau paradigme s'impose largement grâce au soutien des États et aux promesses économiques qui l'accompagnent. Il se construit à la croisée du scientifique, du politique et de l'économique.

Interroger la nanomédecine revient dès lors à examiner plus largement la forme et les conditions mêmes du sens des innovations biomédicales et à relever de la sorte les implications de la « technoscientifisation[4] » des soins de

---

3. Office québécois de la langue française, *Vocabulaire panlatin de la nanotechnologie.*

4. A. E. Clarke *et al.*, « Biomedicalization : technoscientific transformations of health, illness, and U. S. biomedicine ».

santé. C'est précisément ce que nous proposons de faire dans ce livre au travers de la notion de *nanosanté* qui sert ici d'outil conceptuel afin de donner un sens général à la redéfinition technoscientifique[5] du modèle des soins de santé auquel nous confronte l'application de la nanotechnologie à la médecine.

Concrètement, notre ambition n'est pas de jeter un regard technique ou médical sur la nanomédecine, ni d'en faire l'apologie ou la critique. Compte tenu de la nouveauté et de la profondeur des transformations introduites par la nanomédecine, nous souhaitons en proposer une analyse comme objet « sociologique », c'est-à-dire comme un phénomène social et culturel nouveau dont nous avons tout à apprendre. Cet ouvrage propose ainsi une incursion dans l'univers de

5. Conceptualisé originellement par le philosophe Gilbert Hottois, le terme « technoscience » renvoie à une manière particulière de *faire science* caractérisée par l'enchevêtrement des pôles scientifique et technique, mais dont le pôle technique prédomine (voir son ouvrage *Le signe et la technique*, de même que *Entre symbole et technosciences*). Il renvoie, plus généralement, à un virage utilitariste de la science ayant pour effet de donner à la production d'innovation la priorité sur la recherche de connaissances plus fondamentales. Toutefois, si la priorité de l'innovation est l'une des caractéristiques fondamentales de la technoscience, cette dernière recouvre une signification plus complexe. D'une part, nous dit la philosophe Bernadette Bensaude-Vincent, « [i]l s'agit d'un changement de "régime" — au sens politique et diététique du terme —, marqué par l'entrée en scène des politiques scientifiques et des agences de moyens qui "nourrissent" la recherche. […] La technoscience telle qu'elle se déploie aujourd'hui se distingue moins par un renversement des priorités entre science et technique que par une entrée en scène des politiques, puis du marché dans le monde de la recherche » (*Les vertiges de la technoscience*, p. 195). D'autre part, la technoscience renvoie aussi à la logique *interventionniste* de l'ingénierie intéressée non pas au développement de nouvelles vérités ou explications sur le vivant en vue de falsification, mais au développement de nouvelles capacités de manipulation et de contrôle. Avec le modèle technoscientifique le *faire* à préséance sur le *connaître* (A. Nordmann, « Philosophy of technoscience in the regime of vigilance », p. 25-45).

la nanomédecine afin de comprendre la spécificité et les enjeux sociaux, culturels et politico-économiques du nouveau modèle médical qu'elle incarne.

Dans *An Anthropology of Biomedicine*, les anthropologues Margaret Lock et Vinh-Kim Nguyen notent que les technologies biomédicales ne sont jamais des entités autonomes ; ni moralement ni socialement neutres, elles s'inscrivent dans un contexte social qui les façonne et qu'elles contribuent à leur tour à modeler. Par conséquent, comprendre leurs implications demande de dépasser leurs spécificités et leurs simples effets techniques, et de les lier aux dimensions sociales et politico-économiques au cœur du modèle biomédical dont elles participent afin d'en éclairer le sens.

Si la *nanomédecine* renvoie donc de manière générale aux applications techniques de la nanotechnologie dans le domaine de la recherche biomédicale, la *nanosanté* renvoie, elle, aux diverses dimensions sociologiques constitutives de ces technologies et à leurs effets sur la santé et la société. Notre modèle de la nanosanté s'organise autour de trois dimensions : la transversalité, l'amélioration et la globalisation. De par sa nature synthétique, ce triptyque conceptuel permet d'aborder de front plusieurs questionnements cruciaux soulevés par le développement de la nanomédecine. Il permet d'éclairer le rapport contemporain à la santé et ses effets sur l'identité ; de mettre en lumière la centralité des technosciences dans la conception du progrès médical et social ; de saisir les nouvelles formes globales de pouvoir sur la vie, d'inégalité et d'exploitation caractéristiques d'une société qui accorde une valeur grandissante à l'adaptabilité technique de l'humain et à la commercialisation de la santé et du corps ; mais aussi de mieux comprendre le sens et les répercussions de l'engagement scientifique, politique et économique dans les innovations moléculaires et cellulaires.

Une grande partie des analyses proposées dans cet ouvrage repose sur des entretiens réalisés avec des chercheurs de pointe français et canadiens spécialisés dans l'innovation biomédicale en nanotechnologie. Je tiens à les remercier tous chaleureusement pour leur essentielle participation. Par discrétion éthique, ni leur nom ni leur affiliation n'apparaîtront dans le livre.

Chapitre 1
Une fuite vers le futur

Les histoires du futur remplacent celles du présent.

V. Adams *et al.*, « Anticipation : technoscience, life, affect, temporality »

Bien que la nanomédecine n'ait jusqu'ici fait l'objet que d'un rare intérêt en sciences humaines, plusieurs travaux traitant plus généralement des nanotechnologies et des biotechnologies ont souligné qu'elle n'est pas simplement un nouvel idéal médical, mais aussi un idéal politique qui repose sur une étroite association entre promesses, innovation, anticipation et planification. Les États y investissent des sommes importantes et ont créé plusieurs programmes pour en soutenir le développement. Ils ont adopté des mesures stratégiques pour orienter la recherche en santé selon un modèle technoscientifique qui table sur l'innovation commerciale et la maîtrise technique des éléments et des processus biologiques vitaux.

Une logique de la promesse

Les nanotechnologies entretiennent une relation particulière avec le futur[1]. Bien que la projection fasse partie intégrante des discours sur les nouvelles technologies, les nanotechnologies reposent actuellement presque uniquement sur une logique de la promesse. Comparativement aux disciplines scientifiques traditionnelles, la nanotechnologie se développe à partir d'un horizon temporel atypique ; elle est assurément « non présentiste ». Contrairement à la plupart des disciplines scientifiques traditionnelles, elle est autant ancrée dans le futur que dans le présent[2]. Utilisant intensément la simulation informatique, on travaille là dans un « nanomonde » à forte composante virtuelle et anticipatrice. Les résultats obtenus à travers un tel ancrage instrumental contribuent certes à analyser certains faits mais aussi à imaginer de futures avenues de développement technoscientifique.

Considérée comme la base de notre futur technologique, la nanotechnologie est un champ de savoir prospectif qui se développe à partir d'une profonde croyance dans l'inéluctabilité de ses promesses. Sa nature non présentiste relève de ce qu'on appelle « déterminisme technique[3] » ou « nano-déterminisme », c'est-à-dire d'une représentation du futur essentiellement fondée sur le développement même des nanotechnologies.

Avec les nanotechnologies, ce qui est réel et ce qui ne l'est pas se confondent, créant une ambiguïté qui en est la

---

1. M. Maestrutti, *Imaginaires des nanotechnologies. Mythes et fictions de l'infiniment petit*, p. 8.

2. C. Mody, « Small, but determined : technological determinism in nanoscience », p. 106-107.

3. H. Fogelberg et H. Glimell, *Bringing Visibilty to the Invisible : Towards a Social Understanding of Nanotechnology*, p. 78.

condition de possibilité[4]. Les promesses technologiques et la conviction de leur inéluctabilité agissent à la fois comme le moteur du développement des nanotechnologies et comme le facteur de leur légitimation scientifique. Les découvertes préliminaires — nanotubes de carbone, vecteurs nanoparticulaires… — fournissent la fondation matérielle d'une « nanovision[5] » peuplée de promesses techniques imaginaires — comme les nanorobots médicaux — qui, malgré leur statut fictif assumé, agissent en tant que moyens de communication pour l'échange de promesses entre les discours scientifiques, économiques, politiques et médiatiques[6].

En tant que temporalité abstraite servant à légitimer les nanotechnologies, le « futur » de ces dernières doit être continuellement négocié par la reconduction de promesses entre les différents acteurs de ce domaine (chercheurs, décideurs politiques, industriels, *venture capitalists*, etc.), liés les uns aux autres par la circulation de discours spéculatifs. Il en résulte une « dialectique de la promesse technoscientifique » qui implique dans un même mouvement la production d'attentes *et* la construction de ce nouveau champ scientifique[7]. Cette dialectique est au cœur de l'émergence des nanotechnologies et de l'association qui s'y fait entre symbolique et opératoire[8]. Les discours du développement de la nanomédecine se doublent en somme de pratiques concrètes d'anticipation qui cherchent à en concrétiser les promesses. Pratiques qui se matérialisent dans un fort interventionnisme politique.

---

4. C. Selin, « Expectations and the emergence of nanotechnology ».

5. C. Milburn, *Nanovision : Engineering the Future.*

6. A. Lösch, « Anticipating the futures of nanotechnology : visionary images as means of communication ».

7. H. Van Lente, « Forceful futures : from promise to requirement » ; « Promising technology : the dynamics of expectations in technological developments ».

8. M. Maestrutti, *Imaginaires des nanotechnologies*, p. 8. Voir aussi R. O. Van Merkek et H. Van Lente, « Tracing emerging irreversibilities in emerging technologies : the case of nanotubes ».

Science et science-fiction

À l'ère des biotechnologies la promesse d'innovations technologiques est non seulement partie prenante du progrès biomédical, elle se confond avec lui[9]. On adopte ainsi la logique du capitalisme technoscientifique dont la biomédecine est l'une des sources majeures d'investissements spéculatifs. La nanomédecine a hérité de ce même esprit. Son inscription rhétorique continuelle dans le domaine de la promesse et de l'imaginaire rend pratiquement impossible de faire la part entre ce qui relève de l'expectative et ce qui relève de la possibilité scientifique concrète[10]. « [Les] potentialités inégalées [des nanotechnologies] nourrissent un imaginaire d'anticipation qui remet en cause les frontières discursives entre science et science-fiction[11] », conséquence entre autres de l'échelle nanométrique elle-même qui, échappant à la perception immédiate, ne nous est accessible que par des images générées techniquement. Le terrain devient propice tant aux discours les plus utopiques qu'aux craintes les plus terrifiantes[12].

Ce brouillage entre spéculation et possibilités scientifiques concrètes s'enracine profondément dans l'histoire des nanotechnologies et de la nanomédecine[13]. C'est sans doute la

---

9. K. Sunder Rajan, *Biocapital : The Constitution of Postgenomic Life.*

10. A. Lösch, « Nanomedicine and space : discursive orders of mediating innovations ».

11. C. Lafontaine *et al.*, *Nanotechnologies et société. Enjeux et perspectives. Entretiens avec des chercheurs*, p. 37. Voir aussi C. Milburn, « Nanotechnology in the age of posthuman engineering : science-fiction as science ».

12. F. Thoreau, « Visualiser à l'échelle du nanomètre ».

13. J. López, « Bridging the gaps : science fiction in nanotechnology ». Du même auteur, voir aussi, sur le rôle des métaphores de la science-fiction dans la légitimation des nanotechnologies, « Nanotechnology : legitimacy, narrative and emergent technologies ». Le cas des nanorobots médicaux est certainement le plus emblématique. Voir B. Nerlich, « From Nautilus to nanobo(a)ts : the visual construction of nanoscience ».

vision de l'ingénieur américain K. Eric Drexler exposée dans *Engins de création. L'avènement des nanotechnologies*, qui a le plus contribué non seulement à populariser le domaine auprès des décideurs politiques, des médias et même des scientifiques, mais aussi à guider les discours, la forme et le développement des nanotechnologies[14].

Certaines des idées les plus radicales de Drexler, comme l'allongement de la vie et l'amélioration technique du corps, se retrouvent dans les discours officiels sur les possibilités offertes par les nanotechnologies médicales, tel le retentissant rapport américain de la National Science Foundation (NSF) *Converging Technologies for Improving Human Performance* qui visait à promouvoir la convergence technologique à l'échelle nanométrique comme moyen d'améliorer les performances humaines aussi bien au niveau physique qu'intellectuel[15]. Réalisé en partenariat avec le département du commerce américain, ce volumineux rapport auquel avaient participé une cinquantaine d'experts sera publié un an après le lancement de la National Nanotechnology Initiative (NNI) en 2001. Il présentait les potentialités révolutionnaires des « technologies convergentes[16] » et, tout particulièrement, des nanotechnologies appliquées à la santé. L'idée principale du document était que ces dernières, dans ce que les auteurs appellent une « nouvelle renaissance », permettraient une considérable amélioration non seulement des capacités humaines et des réalisations

---

14. D. Berube, *Nano-Hype. The Truth Behind the Nanotechnology Buzz.*

15. M. C. Roco et W. S. Bainbridge, *Converging Technologies for Improving Human Performance.*

16. Les « technologies convergentes » (*converging technologies*) renvoient à la tentative d'unification de quatre régions scientifiques et technologiques majeures regroupées sous l'acronyme NBIC (nano-bio-info-cogno). Pour les auteurs du rapport, l'importance des nanotechnologies est primordiale car l'échelle nanométrique constitue l'espace de convergence matériel de ces disciplines. Voir p. IX du rapport.

sociétales, mais également de la productivité nationale et de la qualité de la vie[17].

Ce rapport a donné lieu à un nombre considérable de commentaires et a contribué à canaliser une partie importante du débat sur les nanotechnologies autour du *human enhancement*. Compte tenu de l'envergure du débat, l'Union européenne et le Canada ont pris position dans des rapports officiels sur la question et élaboré des stratégies anticipatrices d'encadrement des technologies d'amélioration de l'humain[18]. Essentiellement anglo-saxons, les points de vue dominants du débat empruntent au mouvement transhumaniste, au bioconservatisme et à l'éthique libérale[19]. Malgré leurs profondes différences idéologiques, ces discours ont tendance à passer sous silence les aspects sociaux et politiques de la question de l'amélioration humaine sans véritablement s'interroger sur le type de société dans lequel elle émerge[20].

Une révolution annoncée

Dans *Les politiques des nanotechnologies*, le sociologue Brice Laurent remarque que « la "révolution" des nanotechnologies est à construire par des programmes, des plans de financement, des actions coordonnées, qui prennent appui sur des projets scientifiques en cours et des applications potentielles, et cherchent à orienter la recherche en conséquence[21] ».

---

17. Voir la section C du rapport, « Improving human health and physical capabilities », p. 179-274.

18. Voir C. Coenen *et al.*, « Human enhancement study » ; R. Bouchard, *Bio-Systemics Synthesis : Science and Technology Foresight Pilot Project.*

19. À ce sujet, voir l'article du bioéthicien Laurent Frippiat, « L'amélioration technique de l'être humain : introduction aux différents courants du débat », qui propose une analyse d'ensemble des positions dominantes sur le *human enhancement.*

20. N. Le Dévédec et F. Guis, « L'humain augmenté, un enjeu social ».

21. B. Laurent, *Les politiques des nanotechnologies. Pour un traitement démocratique d'une science émergente*, p. 24.

L'interventionnisme politique est indispensable aux nanotechnologies. David Berube dit même qu'elles ont besoin d'être « maternées[22] ». Plus encore qu'au fameux projet Manhattan, on peut les comparer au programme spatial : sans l'aide de l'État, elles n'auraient jamais décollé.

Nous faisons ainsi face à un champ de recherche où une forte « volonté du prince[23] » indique le sens du progrès scientifique à l'aide d'initiatives stratégiques généreusement subventionnées, telles l'Initiative canadienne en médecine régénératrice et nanomédecine (IMRN), la Plateforme technologique européenne en nanomédecine (PTEN), la National Institute of Health Nanomedicine Roadmap Initiative (NIHNR) ou encore l'axe spécial « Nanobiotechnology & Biomaterials » du *Third Science and Technology Basic Plan* du gouvernement japonais. De ce point de vue, les nanotechnologies apparaissent comme une « révolution annoncée[24] ».

Toute politique scientifique traduit une certaine imagination et une certaine vision du futur de la science, et elles sont spécialement fortes dans l'orientation des politiques qui soutiennent le développement des nanotechnologies[25]. Ce qui caractérise de manière plus particulière l'engagement politique dans ces dernières c'est un mode d'action tourné vers la prospective et les plans[26]. Le pilotage politique de la nanomédecine est riche en pratiques d'anticipation qui visent à la plus étroite maîtrise du futur[27]. Le futur est d'ailleurs le mode temporel propre à notre réalité sociale, qui fait de

22. D. Berube, *Nano-Hype*, p. 132.

23. B. Bensaude-Vincent, « Nanotechnologies : une révolution annoncée », p. 605.

24. *Ibid.*

25. P. McCray, « Will small be beautiful ? Making policies for our nanotech future ».

26. A. Johnson, « Top-down science : the roles of roadmaps in the development of nanotechnology ».

27. S. McGrail, « "Cracks in the system" : problematisation of the future and the growth of anticipatory and interventionist practices ».

l'anticipation, de la domination de l'avenir — tant économique, politique, environnemental que médical et biologique — un impératif, une « valeur épistémique » centrale de notre époque[28]. Nous vivons dans un « présent-futur », c'est-à-dire une temporalité où le futur est une constituante inhérente de l'action présente[29]. Nos sociétés mènent ce que l'on pourrait appeler une « politique de la temporalité » : le présent est gouverné, à pratiquement chacune de ses échelles, comme si le futur était ce qui importe le plus.

Dans les nanotechnologies, ces politiques du futur s'incarnent dans des pratiques concrètes d'anticipation et de planification politique cherchant à concrétiser leurs promesses d'innovation. Par conséquent, réaliser les promesses des nanotechnologies est plus qu'une simple injonction, c'est un processus dynamique impulsé par des politiques scientifiques qui prévoient et organisent concrètement le futur de la recherche. À cet égard, le rapport d'experts de la PTEN, *Roadmaps in Nanomedicine Towards 2020*, est édifiant. Il s'ouvre de la manière suivante : « Au cours des dernières années, il est devenu clair pour le secteur industriel qu'une approche guidée par le milieu académique ou que le laisser-faire en nanomédecine n'est pas efficace. Il est admis qu'il est désormais temps de faire des recommandations spécifiques, en utilisant des experts du milieu universitaire, mais surtout du milieu industriel, afin de développer des plans pour l'industrie et des recommandations pour la recherche et le développement en nanomédecine. Par conséquent, en partenariat avec la Commission européenne, la Plateforme technologique européenne en nanomédecine a proposé début 2009 un plan présentant deux objectifs : premièrement, identifier dans la recherche des tendances traduisibles en applications, produits et marchés et en comprendre les effets

28. V. Adams, M. Murphy et A. E. Clarke, « Anticipation : technoscience, life, affect, temporality ». Voir aussi B. Adam, *Time*.

29. B. Adam, « Domain of faith : the future as fate, fortune, fiction and fact ».

attendus ; deuxièmement, développer et cibler des secteurs de financement de recherche à fort potentiel commercial et, plus important encore, qui aideront les patients. Un tel ciblage est particulièrement important si l'on veut réduire l'apport des fonds publics à la recherche et pour les besoins de subventions de recherche publique-privée[30]. »

Pour les experts européens à la tête de la PTEN, majoritairement issus du secteur de l'industrie de la santé, il ne fait aucun doute que le développement de la nanomédecine requiert une direction politique forte fondée sur un programme clair. La réalisation du potentiel commercial et des promesses médicales de la nanomédecine ne peut se faire qu'au prix d'un ciblage stratégique des fonds en fonction des secteurs les plus prometteurs. Pour cela, il ne faut pas en laisser la seule responsabilité au milieu de la recherche. L'impulsion à la base de la création de nouvelles avenues technologiques doit être confiée aux planificateurs politiques qui définissent les voies de recherche en fonction de leur potentiel de commercialisation. Sont par la suite mis en place des appels de financement au niveau européen qui ciblent des recherches spécifiques répondant aux objectifs préalablement définis par les experts de l'initiative. Notons que cette stratégie de pilotage de la recherche n'est pas l'apanage du plan européen de recherche et développement en matière de nanotechnologie ; elle constitue plutôt le dénominateur commun des politiques scientifiques de l'ensemble des pays engagés dans la course à l'infiniment petit. C'est ainsi que « la réalisation du potentiel des nanotechnologies […] passe par des attributions de financement de recherche par la voie d'appels à projets. La politique scientifique organise […] les applications existantes et futures et prévoit le développement à venir[31]. »

---

30. European Commission and ETP Nanomedicine, *Roadmaps in Nanomedicine Towards 2020*, p. 4.

31. B. Laurent, *Les politiques des nanotechnologies*, p. 36.

Pour ce faire, la PTEN, avec le concours de l'Union européenne, a lancé le processus de planification du développement de la recherche nanomédicale jusqu'en 2020. Méthode de gestion directement importée de l'industrie, ces « feuilles de route » (*roadmaps*) sont à la fois des outils de communication et des mécanismes sociaux. Ce sont des représentations idéales de ce que devrait être le développement de la recherche qui orientent dans ce sens la pratique biomédicale, tout en permettant d'attirer des ressources aussi bien publiques que privées. On retrouve là le lien étroit entre anticipation et planification au cœur de la gestion politique de la nanomédecine.

Des effets politiques

Si la nanomédecine est politique en ce qu'elle lie imaginaire technologique et pratiques politiques d'anticipation, elle l'est également en ce qu'elle repose sur la promotion d'une conception technoscientifique des soins de santé : celle d'une ingénierie biomédicale centrée sur le développement de potentielles innovations commercialisables capables d'agir techniquement sur les éléments et les processus biologiques fondamentaux. Et cela, non seulement dans l'optique de prévenir et de soigner les maladies, mais aussi de garantir la santé, voire de l'améliorer. Autrement dit, la nanomédecine nous confronte à l'émergence d'un modèle biomédical fondé sur la production d'innovations technoscientifiques génératrices de fortes promesses[32]. Or, ce modèle en émergence, à

32. Le terme *biomédical* renvoie à la définition suivante de la *biomédecine* proposée par les anthropologues Margaret Lock et Vinh-Kim Nguyen : « Notre utilisation du terme biomédecine réfère à ce qui est parfois appelé médecine moderne, occidentale, cosmopolite. Par biomédecine, nous entendons un ensemble de connaissances et de pratiques cliniques et expérimentales enracinées dans les sciences médicales qui

la croisée du politique, de l'économique et du scientifique, reste encore largement inexploré. Malgré leur engagement au sein du débat sur le développement de la nanomédecine, les sciences humaines ne l'ont en effet jusqu'ici guère analysé.

Afin d'éviter l'échec politique de l'intégration sociale des biotechnologies, les États ont voulu adopter une approche « responsable » des nanotechnologies visant, cette fois, à ce qu'elles soient mieux acceptées par l'opinion publique[33]. Dans cet esprit, on a invité les sciences humaines à se projeter dans l'avenir afin d'étudier en aval les effets éthiques, juridiques et sociaux des nanotechnologies et, en particulier, de la nanomédecine[34].

S'incarnant dans des programmes spéciaux[35] destinés à attirer les chercheurs à réfléchir sur les conséquences futures des technologies nanométriques, ce désir d'anticipation, à finalité

---

se sont graduellement consolidées en Europe et en Amérique du Nord à partir du dix-neuvième siècle. La biomédecine contemporaine, aussi appelée technomédecine, est un assemblage d'activités touchant plusieurs sites, tels que les cabinets des médecins, les cliniques, les hôpitaux, les laboratoires, les consortiums de recherche, les unités technologiques, les sites de santé publique, etc. » (*An Anthropology of Biomedicine*, p. 365). Précisons que nous utiliserons indifféremment les termes « médecine » et « biomédecine » ainsi que « médical » et « biomédical » afin de caractériser de manière générale la médecine scientifique, moderne et occidentale.

33. B. Laurent, *Les politiques des nanotechnologies.*

34. Pour une analyse de la construction de ce qu'on appelle les études ELSI (*Ethical, Legal, & Social Implications*), voir J. López et J. Lunau, « ELSIfication in Canada : legal modes of reasoning ».

35. L'un des exemples les plus notables est celui des activités ELSA (*Ethical, Legal and Social Aspects*) de la Commission européenne qui font partie de l'approche « intégrative » et « responsable » de la gouvernance des nanotechnologies, telle qu'elle a été définie par la Commission dans la Stratégie européenne en nanotechnologie (en 2004) puis développée dans le cadre du Plan d'action en nanotechnologie (en 2005), mais également dans celui plus spécifique de la Plateforme technologique européenne en nanomédecine (en 2008). Pour plus d'informations, consulter le rapport A. Hullmann, *European Activities in the Field of Ethical, Legal and Social Aspects (ELSA) and Governance of Nanotechnology.*

politique et utilitaire, encourage une compréhension mécaniste et linéaire du développement technologique qui appréhende les conséquences sociétales de ces technologies comme leur étant inhérentes, c'est-à-dire hors de tout facteur sociologique. Cette dynamique d'analyse technocentrée, tournée vers les futurs problèmes et effets des technologies émergentes, conduit à considérer le futur comme un objet du présent qu'il est possible de saisir et dont nous pouvons prévoir les répercussions. Il en résulte un brouillage de la frontière entre un futur « imaginé et spéculatif », immanent aux technologies nanométriques elles-mêmes et déterminé par elles, et un futur « réel », ouvert et fondamentalement indéterminé.

Ce genre d'études a ainsi eu pour conséquence majeure de « déréaliser » la réflexion sur les nanotechnologies et de neutraliser les problématiques et les enjeux proprement contemporains[36]. La nanomédecine a de la sorte été le plus souvent abordée sous l'angle de l'implication d'innovations idéales et spéculatives, laissant de côté la signification même du modèle biomédical qui l'anime ainsi que les dynamiques politiques, économiques, sociales et culturelles sous-jacentes à son développement actuel concret[37]. De manière tout à fait typique, des chercheurs en éthique ont par exemple élaboré un scénario futuriste de la forme que pourraient avoir, dans les années 2030, les expérimentations en bionanotechnologie sur l'être humain. À leur sens, une telle projection dans l'avenir permettrait d'améliorer notre « imagination technomorale » en anticipant la manière dont devraient évoluer la technologie, la moralité et leur interaction[38].

---

36. B. Bensaude-Vincent, « Une technologie sans frontières » ; A. Nordmann, « If and then : a critique of speculative nanoethics ».

37. A. Ferrari, C. Coenen et A. Grunwald, « Visions and ethics in current discourse on human enhancement ».

38. M. Boenink *et al.*, « Anticipating the interaction between technology and morality : a scenario study of experimenting with humans in bionanotechnology », p. 1. Voir également D. M. Bowman *et al.*, « Anticipating

Pourtant, la nanomédecine, soutenue par une panoplie d'initiatives stratégiques, a déjà des implications bien concrètes, ne serait-ce qu'au travers de l'association de la recherche de la maîtrise technique du développement biologique avec la recherche de la productivité économique par la création d'innovations nanomédicales. La notion de *nanosanté* devrait justement nous permettre d'appréhender les particularités et l'épaisseur socioculturelles propres à la nanomédecine, c'est-à-dire de saisir les caractéristiques et les enjeux sociaux et culturels globaux qui accompagnent les applications nanomédicales[39]. Le déplacement du regard de la nanomédecine vers la nanosanté devrait donc nous aider à dégager la nature et la portée des implications de la redéfinition technoscientifique du modèle global des soins de santé qui émerge de l'application de la nanotechnologie à la médecine. Parler de nanosanté permet en somme de faire apparaître l'épaisseur sociologique de la nanomédecine.

---

the societal challenges of nanotechnologies » ; E. Fisher, « Responsible healthcare innovation : anticipatory governance of nanodiagnostics for theranostics medicine » ; P. A. E. Brey, « Anticipatory ethics for emerging technologies » ; D. Bennett-Woods, « Anticipating the impact of nanoscience and nanotechnology in healthcare ».

39. Voir aussi M. Noury et C. Lafontaine, « De la nanomédecine à la nanosanté : vers un nouveau paradigme biomédical ».

Chapitre 2
Transversalité

> Les avancées médicales permises par les nanotechnologies vont du diagnostic à la thérapeutique, et touche tout ce qu'il y a entre les deux.
>
> Michael Berger, *Nano-Society*

Dans un discours sur les promesses des sciences de la santé, le Dr Alan Bernstein, qui était alors président des IRSC, mettait l'accent sur trois éléments clés formant les « méthodes tout à fait inédites » de l'idéal médical constitué par la bio-ingénierie : « détecter précocement les maladies », pratiquer une « médecine plus ciblée ou personnalisée » et « réparer les organes [1] ». Médecine prédictive, médecine personnalisée, médecine régénératrice, forment le triptyque des grandes ambitions de la recherche biomédicale contemporaine sur lesquelles se construit le nouveau paradigme de la bio-ingénierie.

Incarnant la pointe idéale de ce nouveau paradigme, la nanomédecine a comme particularité de traverser ce triptyque. La nanosanté trouve là une première caractéristique :

---

1. A. Bernstein, « Promesses offertes par les sciences de la santé au vingt et unième siècle », discours d'ouverture devant l'Académie canadienne des sciences de la santé, Ottawa, IRSC, 21 septembre 2005.

sa transversalité, c'est-à-dire que la nanomédecine recoupe, en les absorbant, l'ensemble de ces trois grands secteurs d'activités qui structurent la représentation de la forme idéale du développement des soins de santé et constituent les « méthodes » propres à une médecine technoscientifique centrée sur la maîtrise moléculaire. La transversalité de la nanomédecine rend compte du triptyque constitutif de la structure d'activités caractéristiques du développement d'une ingénierie biomédicale, permettant d'appréhender certaines de ses spécificités paradigmatiques et leurs implications.

Poursuivant le changement d'optique médicale amorcé par les recherches en génomique, la nanomédecine se développe selon un raisonnement prédictif qui oriente sa conception du diagnostic dans une logique présymptomatique. Cette logique se fonde sur une temporalité médicale inédite qui ne recherche plus un signe clinique réel, mais, sur la base de corrélations de facteurs moléculaires, les risques de développer une pathologie avant même les symptômes. Le diagnostic se comprend ici comme la mesure quantitative du degré de risque, c'est-à-dire comme la probabilité de développer une maladie. Dans le cadre d'une médecine prédictive, « la médecine n'est plus saisie par la maladie : elle travaille sur le risque[2] ».

Le modèle biomédical de la nanomédecine met l'accent sur la prédiction et la gestion du risque médical à partir des informations produites par les technologies de diagnostic moléculaire. Grâce à ces informations, les technologies nanomédicales visent à déceler un état proto-maladif dans l'optique de maîtriser l'état de santé futur, ce qui engendre une nouvelle figure médicale : le patient-en-devenir. On assiste donc à un double élargissement : celui du pathologique (le corps à risque du patient-en-devenir) et celui de l'intervention

2. H. Verdier, « La "médecine prédictive". Entre croyance et construction de nouvelles catégories de risques », p. 426.

thérapeutique (l'action préventive). Le diagnostic prédictif et l'action thérapeutique préventive vont de pair. Cette association trouve un exemple frappant dans le nouveau concept de « théragnostic » qui exprime au plus haut point l'inséparabilité de la logique prédictive et de la logique interventionniste caractéristique de la nanomédecine. Le *théra* (thérapie) devance le *gnostic* (diagnostic) ; l'effet de style exprime cette perspective où le diagnostic prédictif trouve son complément logique dans l'action technique sur le corps.

Cette orientation remet théoriquement en cause le constat que faisait Georges Canguilhem dans son fameux ouvrage *Le normal et le pathologique.* En tant que « technique d'instauration ou de restauration du normal[3] », dit-il, la médecine moderne a traditionnellement cherché à combattre le pathologique, la souffrance due à la maladie, afin de rétablir la santé. Or, l'introduction de la logique prédictive a pour effet de redéfinir les paramètres médicaux qui ont historiquement défini la nature de la pratique médicale moderne selon une logique de restauration — ou de « réaction » — et non une logique de « proaction », pour reprendre encore une fois les termes d'Albert Bernstein. Elle crée un état intermédiaire entre le normal et le pathologique. Un état prémaladif où il n'existe pas encore de symptômes affirmés.

Comparativement à la médecine préventive, qui a une longue histoire, pensons aux mesures hygiénistes ou à la vaccination, la médecine prédictive introduit une nouvelle logique d'action médicale. Figure marquante de cette nouvelle orientation, Jean Dausset, à l'origine du système HLA (système de reconnaissance immunitaire des cellules), faisait remarquer que « la médecine prédictive diffère de la médecine préventive en ce qu'elle est strictement individuelle alors que la médecine préventive est le plus souvent une médecine de masse, par exemple la vaccination obligatoire. En somme,

3. G. Canguilhem, *Le normal et le pathologique*, p. 8.

la médecine prédictive est une médecine individuelle. De plus les études statistiques permettent de mesurer le degré de risque (risque relatif). C'est donc un diagnostic de probabilité quantifié[4].» Autrement dit, une autre des particularités essentielles de la logique prédictive est de reposer sur l'individualisation du risque moléculaire. La nanomédecine est par là même un modèle de soins qui traduit une perte de l'intérêt médical pour la prévention collective en faveur d'un recentrement sur l'individu et la surveillance technique de son devenir biologique au niveau de ses particularités moléculaires. Cette perte d'intérêt pour la prévention collective semble typique des nouvelles stratégies de promotion de la santé centrées sur la responsabilisation individuelle, dénotant l'influence idéologique des théories néolibérales sur les politiques contemporaines de santé publique[5].

Liée à la détection précoce, l'autre grande promesse de la nanomédecine est de contribuer au développement d'une médecine et d'une thérapie personnalisées[6]. Mais que faut-il entendre par « personnalisée » ? En permettant le recueil d'un certain nombre d'informations biologiques individuelles, les technologies nanomédicales promettent d'adapter les traitements au profil génétique ou protéique de chaque patient. Ces profils personnels sont par la suite rapportés à des sous-classes de population exprimant les mêmes prédispositions. L'action thérapeutique est alors adaptée non pas à la personne en tant que telle, mais à la sous-catégorie de prédisposition à laquelle le profil du patient se rapporte. La nanomédecine incarne de ce fait un modèle de soin pour lequel la personnalisation du soin se comprend au regard de caractéristiques moléculaires

---

4. J. Dausset, « Les bases de la médecine prédictive », p. 66.

5. Voir entre autres les analyses remarquées de N. Rose, *Governing the Soul : The Shaping of the Private Self*; A. Petersen et D. Lupton, *The New Public Health : Health and Self in the Age of Risk*; D. Lupton, *Risk*.

6. P. Boisseau et B. Loubaton, « Nanomedicine, nanotechnology in medicine ».

individualisées et ne signifie pas la prise en compte de ce que Canguilhem, en opposition à la conception objectiviste ou quantitative du pathologique, considérait comme la réalité individuelle et qualitative de la maladie en tant que rapport subjectif au vécu corporel.

Ce recentrement sur l'individualité moléculaire renvoie à un renouvellement du modèle objectiviste de la biomédecine sur les bases d'une individualisation de la frontière entre la santé et la maladie, le normal et le pathologique, caractéristique de la « biomédicalisation[7] » et qui contribue au développement d'une « biosocialité[8] » sur laquelle s'élabore une « biocitoyenneté[9] », c'est-à-dire une nouvelle forme de citoyenneté fondée sur la politisation de la santé individuelle et la reconnaissance d'identités liées à une condition biomédicale particulière. La nanomédecine ne se réfère pas uniquement à des technologies de contrôle et de modification du biologique, mais aussi à des technologies pouvant avoir un effet sur la subjectivité individuelle — ce que la sociologue Adele Clarke appelle, en se référant à Michel Foucault et à Nikolas Rose[10], des « technologies de soi ». Les technologies nanomédicales participent à l'émergence d'une nouvelle forme de gouvernement de soi, typique de la biopolitique moléculaire, qui repose sur la production d'informations génétiques et la génération d'un diagnostic spéculatif, ayant pour conséquence d'influer sur la définition de l'identité personnelle et de participer à l'individualisation du devoir de santé et de la prise en charge de la destinée biologique. La nanomédecine marque la prédominance de

7. A. Clarke *et al.*, « Biomedicalization : technoscience, health, and illness in the U. S. ».

8. P. Rabinow, « Artificiality and enlightment : from sociobiology to biosociality ».

9. N. Rose et C. Novas, « Biological citizenship ».

10. M. Foucault, *L'herméneutique du sujet*; N. Rose, « The death of the social ? Re-figuring the territory of government ».

la figure du *consommateur* qui prend en main sa santé sur celle du *patient* passif[11].

Ainsi, le devoir de santé s'ancre dans le quotidien et s'inscrit dans des gestes technologiquement guidés. Un nouveau rapport à soi est négocié et établi en lien avec les classifications et diagnostics moléculaires qui sont appelés à fonctionner comme des symboles doués de sens au niveau du vécu personnel. D'où l'émergence d'une biocitoyenneté. Cependant, si ces nouvelles technologies contribuent effectivement à l'émergence d'une nouvelle forme d'individualité moléculaire, il faut introduire ici deux importantes nuances. D'une part, il faut préciser que la biocitoyenneté doit se comprendre comme un élément conceptuel permettant d'appréhender l'influence grandissante de cette nouvelle dynamique biomédicale technoscientifique et moléculaire sur l'identité et ne peut évidemment pas être associée à l'unique facteur à la source de la définition de soi et de la socialité des individus médicalisés — les éléments contribuant à l'individualité et aux ressorts de l'action sont le produit de multiples expériences socialisatrices provenant de différents mondes sociaux et s'y réalisant[12]. D'autre part, il faut également ajouter que l'expérience d'une maladie ou d'un handicap ne peut pas uniquement être appréhendée dans les termes de la biomédicalisation ou d'une identité médicale technoscientifique[13]. Prenant l'exemple des associations de patients et d'individus atteints de maladies rares, Peter Wehling montre dans un article éclairant que si les associations de patients se réfèrent effectivement à des définitions technoscientifiques de leurs maladies, elles négocient et transforment continuellement ces dernières

11. M. Anderson, « Dreaming about nano health care ».

12. B. Lahire, *L'homme pluriel. Les ressorts de l'action.*

13. G. Sulik, « "Our diagnoses, our selves" : the rise of the technoscientific illness identity ».

en fonction de leur propre expérience de la maladie[14]. Par ailleurs, note le sociologue, dans le cas de patients atteints de maladies rares, la biosocialité émerge autant de l'expérience d'avoir été négligé par la recherche médicale que des classifications biomédicales objectives.

Troisième partie du triptyque formant le caractère transversal de la nanosanté, la médecine régénératrice vise au développement de stratégies et d'outils de régénération biologique. En cela, elle est totalement étrangère aux stratégies de restauration de la normativité qui, pour Canguilhem, constituaient le propre de l'acte médical. Fondée sur les recherches en cellules souches[15] et sur les techniques de l'ingénierie tissulaire, la médecine régénératrice compte sur les potentialités de contrôle moléculaire des nanotechnologies pour proposer une nouvelle forme de thérapeutique qui consiste à reproduire artificiellement, *in vivo* et *in vitro*, les processus à la base de la régénération du corps afin de « réparer les

14. P. Wehling, « The technoscientization of medicine and its limits : technoscientific identities, biosocialities, and rare disease patient organizations ».

15. Une cellule souche se définit comme une « [c]ellule non différenciée, issue de l'embryon, du fœtus ou de tissus adultes, qui possède à la fois la capacité de se multiplier par divisions successives pendant une période indéfinie, et celle de donner naissance, dans des conditions déterminées, à une ou à plusieurs lignées d'éléments cellulaires différenciés. Il existe différents types de cellules souches, dont les capacités de différenciation varient : certaines sont capables de donner naissance à un organisme complet (cellules souches totipotentes), d'autres à tous les types de cellules différenciées d'un organisme, sans toutefois pouvoir donner naissance à l'organisme dans sa totalité (cellules souches pluripotentes, ou embryonnaires), d'autres encore uniquement à certains types de cellules différenciées (cellules souches multipotentes) et, enfin, certaines ne peuvent produire qu'un seul type de cellules différenciées (cellules souches unipotentes). La capacité d'auto-renouvèlement des cellules souches leur permet d'assurer une réserve permanente de cellules initiales » (*Le grand dictionnaire terminologique* de l'Office québécois de la langue française).

organes » endommagés, d'après l'expression d'Alan Bernstein. Elle propose une véritable réingénierie du corps.

Tant au niveau de ses techniques que de son approche conceptuelle, la médecine régénératrice est l'incarnation par excellence du modèle technoscientifique de la nanomédecine : celui de l'appropriation et du contrôle technique des composantes et des processus biologiques fondamentaux. Elle est fondée sur une logique de (re)façonnement technoscientifique des processus biologiques et marque nettement un point de rupture entre la médecine clinique traditionnelle et le nouvel idéal de la bio-ingénierie proposé par la nanomédecine[16]. Son modèle n'est pas celui de la médecine thérapeutique moderne cherchant, dans sa lutte contre le pathologique, à restaurer un état de normalité corporelle, mais plutôt à générer une nouvelle normalité par la reprogrammation des processus cellulaires. Conçu comme un problème purement technique, le combat contre la maladie suppose de reprogrammer les processus cellulaires pour générer une nouvelle normalité biologique produite techniquement : une normalité biotechnique. Celle-ci ne suppose pas simplement que le corps va spontanément guérir, mais requiert un ensemble de techniques permettant d'encadrer le potentiel régénérateur des cellules et tissus[17]. Cette logique nous confronte à un effacement de la frontière entre le normal et le pathologique en faveur d'une nouvelle normativité biomédicale fondée sur l'optimisation technique du corps.

16. C. Lafontaine, « Regenerative medicine's immortal body : from the fight against ageing to the extension of longevity ».

17. E. Thacker, *The Global Genome : Biotechnology, Politics, and Culture*, p. 260.

Les sources moléculaires de la transversalité

La transversalité incarne l'ambition de la nanomédecine de ne pas simplement constituer un nouveau domaine médical qui viendrait se greffer à ceux déjà existants, mais de former le point de départ d'une nouvelle manière d'envisager les soins de santé où la pratique médicale prendrait les traits d'une technomédecine moléculaire englobant l'ensemble du processus de soin.

La nanomédecine implique un modèle biomédical capable à la fois d'identifier et de traiter toutes formes de pathologie *et* de prendre techniquement en main les processus de la croissance et de la régénération biologique. Ce potentiel s'enracine dans la molécularisation du discours et de la pratique biomédicale. C'est en effet au niveau de son échelle d'action technique, l'échelle moléculaire, que la nanomédecine fonde sa transversalité, laquelle représente l'aboutissement pratique du paradigme moléculaire en médecine pour lequel les mécanismes de la santé comme de la maladie sont déterminés à cette échelle. Connu pour ses nombreuses publications sur la nanomédecine, le professeur Kewal K. Jain soutient par exemple que les processus physiologiques et pathologiques au niveau de la cellule se produisent à l'échelle nano[18]. Les technologies nanométriques agiraient ainsi, selon l'expression des professeurs Boisseau et Loubaton, à « l'échelle idéale » pour la médecine[19]. Proposée par les National Institutes of Health américains, la définition suivante est explicite sur ce point : « La nanomédecine fait référence à des interventions médicales ciblées à l'échelle moléculaire afin de soigner des maladies ou de réparer des tissus endommagés, comme les os, les muscles ou les nerfs. Un nanomètre représente un

18. K. Jain, « Nanomedicine : application of nanobiotechnology in medical practice », p. 90.

19. P. Boisseau et B. Loubaton, « Nanomedicine, nanotechnology in medicine ».

milliardième de mètre, trop petit pour être vu par un microscope conventionnel de laboratoire. *C'est à cette échelle — à peu près 100 nanomètres ou moins — qu'opèrent les molécules et les structures biologiques à l'intérieur des cellules*[20]. »

Fondée sur l'a priori théorique selon lequel l'action de la nanomédecine se situe au niveau même des processus biologiques fondamentaux, cette définition montre que sa transversalité s'articule à l'échelle nanométrique. La rhétorique moléculaire est la pierre angulaire de la justification des discours sur l'étendue du spectre d'action de la nanomédecine et de ses possibilités techniques. Un autre exemple de l'importance fondatrice du discours moléculaire est la déclaration du célèbre physicien Richard E. Smalley, abondamment reprise dans le milieu nanomédical, selon laquelle la « santé humaine a toujours été déterminée à l'échelle nanométrique ; c'est à ce niveau que la structure et les propriétés des machines de vie agissent dans chacune des cellules des êtres vivants. L'impact pratique de la nanoscience sur la santé humaine sera énorme. »

La métaphore machinique met ici en évidence l'indissociabilité du fondement moléculaire de la transversalité et de sa finalité de maîtrise technique de la santé. C'est non seulement l'accès aux structures et propriétés moléculaires des « machines de la vie » à la source de la santé humaine, mais aussi leur maîtrise technique qui en constituent la condition de possibilité. Loin d'être neutre, une telle métaphore exprime la logique d'ingénierie caractéristique de la pensée moléculaire et inhérente à la nanomédecine. Issue d'un article de présentation des innovations nanomédicales, cette citation est également typique de la perspective d'ingénierie moléculaire propre à la nanomédecine : « Il est intéressant de noter que les systèmes biologiques sont fondamentalement constitués de blocs nanométriques. […] Les processus fondamentaux

20. Cette définition provient du site internet de la NIH Nanomedicine Roadmap Initiative.

de la vie se produisent à l'échelle nanométrique […]. En ce sens, les protéines (composantes de base de tous les organites) sont des éléments de construction pour l'élaboration de bio-nanomachines. La nanotechnologie utilise les composantes biologiques pour élaborer et construire des machines au niveau moléculaire. Elle rend possible l'ingénierie cellulaire en concevant des cellules vivantes qui réalisent certaines tâches, produisent des molécules particulières ou font le lien entre des processus biologiques et des technologies créées par l'homme, comme des puces d'ordinateurs, permettant aux scientifiques de les contrôler. […] La nanobiotechnologie étend donc le langage de l'ingénierie[21]. »

Permettant d'étendre le langage de l'ingénierie, les applications nanomédicales visent à augmenter le niveau de raffinement de la maîtrise technique de la santé au niveau des composantes élémentaires du système biologique humain, lequel est appréhendé sur le modèle d'une biomécanique composée de « briques nanométriques » manipulables à souhait. Une telle perspective n'est pas sans rappeler les racines drexlériennes du projet nanomédical voulant que les nanotechnologies, à la manière d'un jeu de Lego, n'auraient, pour guérir, qu'à remettre en place les configurations moléculaires « incorrectes » dans un « ordre fonctionnel » : « Nous utiliserons la technologie moléculaire pour guérir, parce que *le corps humain est fait de molécules.* Une personne âgée, un malade ou un blessé souffrent tous de configurations d'*atomes incorrectes*, qu'ils soient mal placés à cause du temps écoulé, d'une invasion de virus ou d'un accident de voiture. Des dispositifs capables de réarranger les atomes pourront les remettre à la bonne place. Les nanotechnologies apporteront une percée fondamentale en médecine. […] Les désordres physiques prennent leur source dans la désorganisation des

21. C. Mohandy *et al.*, « Nanobiotechnology : application of nanotechnology in therapeutics and diagnosis », p. B25.

atomes ; les machines réparatrices pourront restaurer la santé puisqu'elles pourront replacer les atomes dans un *ordre fonctionnel.* […] En travaillant cellule par cellule et tissu après tissu, elles régénéreront des organes entiers […]. Comme nous sommes constitués de molécules et que nous sommes soucieux de notre santé, nous utiliserons les machines moléculaires en médecine[22]. »

La condition de possibilité de la transversalité de la nanomédecine repose ainsi sur la représentation d'un système biologique dont l'état de santé tient à la configuration de ses composantes moléculaires. Composantes pouvant être manipulées, transformées, réorganisées grâce aux technologies nanométriques. Cela dit, passons maintenant à l'analyse proprement dite des trois branches de la transversalité : la médecine prédictive, la médecine personnalisée et la médecine régénératrice.

Prédire la maladie, garantir la santé

Dans un document de la Plateforme technologique européenne en nanomédecine (PTEN), on pouvait lire que, dans le domaine du nanodiagnostic, l'objectif ultime est de pouvoir identifier la maladie à son stade le plus précoce, idéalement au niveau d'une seule cellule[23]. L'une des grandes promesses de la nanomédecine est en effet de développer de nouvelles technologies de diagnostic capables de détecter une maladie le plus précocement possible grâce à la recherche de marqueurs biologiques, de biomarqueurs, qui, au niveau de l'ADN, de l'ARN ou des protéines, peuvent être « objectivement » mesurés et évalués comme indicateurs du fonctionnement

22. K. E. Drexler, *Engins de création. L'avènement des nanotechnologies*, p. 125, 133 et 138.

23. European Technology Platform on Nanomedicine, *Vision Paper and Basis for a Strategic Research Agenda for Nanomedicine*, p. 6.

normal ou pathologique des processus biologiques[24]. Ils sont considérés par un grand nombre de chercheurs comme l'essence même d'une maladie en gestation[25].

Le nanodiagnostic se développe plus particulièrement à partir de deux grandes voies : la détection moléculaire *in vitro* (analyses extracorporelles, hors de l'organisme) et *in vivo* (analyses intracorporelles, au sein même de l'organisme). Le diagnostic *in vitro* — dit aussi diagnostic décentralisé — se développe notamment par la production de biopuces (*microarrays*), utilisant des molécules biologiques pour analyser des échantillons cellulaires (gènes ou protéines et propriétés physico-chimiques particulières), et de « laboratoires sur puce » (*lab-on-a-chip*) qui sont des systèmes sur puce permettant de réaliser l'ensemble des étapes d'une analyse en laboratoire, du traitement de l'échantillon au diagnostic proprement dit. Le diagnostic *in vivo* se réfère quant à lui, de manière générale, à la détection de molécules par le moyen de techniques d'imagerie moléculaire utilisant des nanoparticules comme agents de contraste. Ces nanoparticules, aux propriétés physico-chimiques particulières, sont capables « de cibler et de s'attacher à certaines molécules et de rendre ainsi détectables des processus moléculaires au sein de la cellule[26] ». Le nanodiagnostic envisage également des dispositifs de détection implantables à l'intérieur du corps permettant des mesures biologiques continues, destinés pour l'essentiel aux maladies chroniques (SIDA, diabètes, etc.).

Contrairement à des spécialités comme l'épidémiologie, qui recherche des éléments pathogènes externes (virus ou bactéries), ou à l'anatomie pathologique, qui observe les changements morphologiques des tissus, la nanomédecine s'intéresse essentiellement à la détection des signes de la

24. K. K. Jain, *Biomarkers : Technologies, Markets and Companies.*

25. M. Lock, « The future is now. Locating biomarkers for dementia ».

26. *Nanobiotechnologies-Nanomédecine : quels espoirs, quelles limites ?*, p. 8.

maladie avant même leur apparition. Le nanodiagnostic génère ce que l'anthropologue Margaret Lock appelle une « connaissance prémonitoire », c'est-à-dire une forme de savoir qui cherche, dans la condition biologique présente, les éléments prédictifs de sa condition future en rendant cette dernière calculable[27]. La mise en évidence de certains biomarqueurs sert à produire une connaissance prédictive de l'histoire « naturelle » du développement pathologique à venir afin d'intervenir le plus tôt possible. La nanomédecine se fonde sur un raisonnement prédictif qui oriente sa conception du diagnostic selon une logique asymptomatique, laquelle implique un modèle particulier de conceptualisation du pathologique caractéristique de son orientation moléculaire.

Le modèle de la « cascade »

« L'établissement d'un diagnostic implique un mécanisme intellectuel par lequel le praticien convertit les observations dont il dispose (signes et symptômes, données d'interrogation de la personne ou de ses proches, résultat des examens ou des tests subis par la personne, etc.) en entités conceptuelles lui servant d'une part à reconnaître les causes et les signes de l'affection et à les expliquer en vue d'une action préventive ou curative, et d'autre part à la différencier des affections voisines en fonction du système nosographique auquel il se réfère[28]. » Cette définition suggère qu'un diagnostic n'a pas d'existence propre en lui-même, mais qu'il relève d'un « mécanisme intellectuel » se référant à un ensemble de catégories conceptuelles préexistantes légitimées par l'institution médicale qui permettent l'élaboration d'un plan d'action

27. M. Lock, « The eclipse of the gene and the return of divination ».
28. *Grand dictionnaire terminologique* de l'Office québécois de la langue française.

par le médecin[29]. Quelle que soit la nature des faits qu'il interprète, le diagnostic renvoie à un processus interprétatif et décisionnel, circonscrit théoriquement et historiquement, qui aura une profonde influence sur la construction de l'expérience subjective (identité et sentiments) et sociale (interactions avec autrui, stratégies de vie) du patient qui en fait l'objet[30]. Le processus de diagnostic implique donc a priori une représentation spécifique de la nature, de l'origine et du développement du pathologique à laquelle se rapporte non seulement le médecin, mais aussi le patient.

Dans le cas précis du nanodiagnostic, sa logique asymptomatique résulte d'une conception moléculaire du pathologique que l'on peut décrire selon la métaphore de la « cascade[31] » : des mutations moléculaires au sein de la cellule mènent à des changements au niveau cellulaire qui transforment le fonctionnement des tissus et des organes et causent des symptômes, des signes et des expériences subjectives de mal-être. Ce modèle considère la maladie comme un processus dynamique qui résulte de l'altération des composantes intracellulaires, c'est-à-dire des unités fondamentales du vivant. Au-delà de la simple représentation « ontologique » de la maladie comme altération d'un état de nature, il prête attention au développement temporel du pathologique et aux relations de cause à effet entre ses différents stades. Cherchant à objectiver les corrélations possibles entre les facteurs de risque mis en évidence par les biomarqueurs et les maladies auxquelles ceux-ci pourraient se rapporter, la nanomédecine dépasse le raisonnement épidémiologique sous-jacent à la médecine préventive et pousse vers

29. A. Goldstein Jutel, *Putting a Name to It : Diagnosis in Contemporary Society*, p. 13.

30. K. Charmaz, « Loss of self : a fundamental form of suffering in the chronically ill ».

31. M. Boenink, « Molecular medicine and concepts of disease : the ethical value of a conceptual analysis of emerging biomedical technologies ».

de nouvelles avenues la médecine prédictive, telle qu'elle s'est développée jusqu'à présent avec la génomique. Elle ne cherche pas seulement à saisir les conditions de possibilité d'émergence du pathologique le plus en amont possible, mais également à prédire l'ensemble des stades de son développement pour intervenir le plus tôt possible.

Devancer la maladie

Un radiologiste que nous avons eu l'occasion de rencontrer et qui travaille sur l'application des nanoparticules dans l'imagerie médicale en milieu clinique résume ainsi le raisonnement caractéristique du nanodiagnostic : « Cela permettra d'avoir des outils pour être plus prédictif, de faire des diagnostics plus précoces. […] Comme on fera le diagnostic très amont, on aura de l'avance sur la maladie. » Le nanodiagnostic ne soutient pas que les biomarqueurs révèlent la présence d'une maladie, mais qu'ils en prédisent le développement. Ils sont considérés comme partie intégrante de la définition d'une maladie en ce qu'ils en incarnent statistiquement la « présence ». Ainsi, une patiente à qui l'on détecte par *microarrays* un marqueur associé au cancer du sein « a » ce cancer[32], même si la présence de la maladie n'est qu'embryonnaire ou, plutôt, virtuelle. L'analyse moléculaire nous confronte en fait à une situation paradoxale où la preuve de la maladie repose sur des signes imperceptibles[33]. Le présent de la maladie est défini par un futur probabiliste, ce qui a pour effet d'introduire un raisonnement prédictif à la base duquel les faits objectifs ne sont que des corrélations de facteurs moléculaires de risque, alors même que les relations de cause à effet entre la détection des prédispositions moléculaires et le développement futur de

32. D. H. Zhang *et al.*, « Reliability of tissue microarrays in detecting protein expression and gene amplification in breast cancer ».

33. A. Dürr *et al.*, « Enjeux de la médecine prédictive en neurogénétique : quelle place pour l'homme ? ».

certaines maladies sont loin d'être évidentes. Une publication du gouvernement français sur la médecine prédictive notait par exemple que, en l'état actuel de l'avancement scientifique, prévoir avec précision le passage du génotype au phénotype ainsi que la gravité et l'âge d'apparition d'une maladie reste quasi impossible pour les maladies multifactorielles qui représentent la plupart des pathologies courantes[34].

Fondé sur une temporalité médicale tournée vers l'avenir de la santé (pour en prédire une éventuelle altération) plutôt que sur la présence effective de la maladie, le « mécanisme intellectuel » du nanodiagnostic se comprend comme la mesure quantitative du degré de risque, soit de probabilité de développement d'une pathologie en gestation. Comme le remarque le fameux biologiste américain Leroy Hood, le raisonnement prédictif vise à « interroger la santé plutôt que la maladie[35] ». Ce raisonnement oriente entièrement le développement de la nanomédecine qui s'intéresse moins à combattre la maladie qu'à maintenir la santé par la surveillance technologique de son état futur, exprimant une profonde transformation de la finalité de la pratique médicale qui redéfinit non seulement sa temporalité, mais aussi de manière concomitante son territoire d'intervention.

La production technologique du corps à risque du patient-en-devenir

Le raisonnement asymptomatique et prédictif de la nanomédecine nous place devant un brouillage de la frontière entre le corps normal et le corps pathologique, où émerge le corps à risque du « patient-en-devenir[36] ». Le

34. M. Reynaudi et S. Sauneron, « Médecine prédictive : les balbutiements d'un concept aux enjeux considérables », p. 4-5.

35. L. Hood, « A vision for personalized medicine ».

36. Selon Timmermans et Buchbinder les patients-en-devenir sont « ceux qui, ni sains ni malades, sont sous surveillance médicale (« Patients-

statut probabiliste de la catégorisation prédictive induit un état d'incertitude médicale qui génère cette nouvelle figure d'un patient asymptomatique apparaissant entre santé et maladie, normal et pathologique. Alors que la biomédecine conçoit traditionnellement son objet, le corps pathologique, par la présence de symptômes avérés par opposition à un corps normal asymptomatique, le nanodiagnostic conçoit son objet par rapport à un corps à risque produit par les nouveaux dispositifs techniques de diagnostic moléculaire. Ce sont ces nouvelles technologies qui, avec les informations qu'elles produisent, donnent consistance à ce corps virtuellement porteur d'une maladie en devenir[37], inversant le rapport présence/absence propre à la médecine clinique. Elles sont, à l'image du laboratoire sur puce, des « objets intermédiaires[38] », c'est-à-dire des supports, des vecteurs de la pensée moléculaire qui matérialisent son système de pensée et de classification *et* à partir desquels se construit le corps à risque. Le pouvoir normatif du savoir médical est matérialisé dans ces nouvelles technologies capables d'effectuer le travail de traitement et d'analyse d'un processus de diagnostic sans avoir forcément besoin d'un médecin.

Le radiologiste que nous avons déjà cité remarque ainsi que, « dans le cas du nanodiagnostic, on a vraiment un important saut technologique car entre en scène une nouvelle science, la physique de l'information, l'électronique, le microprocesseur. [...] C'est le fait de traiter de l'information qui devient important. » Bien que ce « saut technologique » ne soit pas propre à la nanomédecine, mais caractérise profondément la dynamique de molécularisation, cette remarque

---

in-waiting : living between sickness and health in the genomics era », p. 408).

37. R. H. Kenen, « The at-risk health status and technology : a diagnostic invitation and the "gift" of knowing ».

38. Le concept est emprunté au sociologue Dominique Vinck (« De l'objet intermédiaire à l'objet-frontière », p. 51).

met en évidence le fait que ce changement d'optique du savoir médical vers la connaissance du futur biologique trouve sa condition de possibilité matérielle dans les nouvelles technologies de traitement informationnel[39]. Elle fait directement écho aux propos du biologiste Leroy Hood selon lesquels la médecine deviendrait une branche des sciences de l'information et que d'ailleurs, en se « numérisant » grâce aux nouvelles technologies, elle offre la possibilité croissante de recueillir, à partir d'une seule molécule, d'une seule cellule, les données pertinentes pour chaque patient[40].

Puisque « c'est le fait de traiter de l'information qui est important », les technologies informationnelles sont la condition essentielle de la production et de la diffusion de la « connaissance prémonitoire » caractéristique du nanodiagnostic. Ce sont elles qui donnent une réalité à ce qui n'en a pas encore, soit le corps à risque du patient-en-devenir. En tant que vecteurs de la logique prédictive et asymptomatique de la pensée moléculaire, les technologies de nanodiagnostic produisent une « hyperréalité[41] » de l'état de santé, c'est-à-dire qu'elles font coïncider la réalité de l'état présent avec la connaissance prédictive générée par les dispositifs de diagnostic moléculaire. La réalité simulée par ces dispositifs se superpose à la réalité effective de l'état de santé et crée cette situation paradoxale d'un état de normalité anormal. Autrement dit, la présentation de la réalité simulée ou informationnelle du futur biologique devient la réalité biologique présente, une hyperréalité qui, d'une part, oblitère la virtualité originelle du corps à risque pour en faire une condition

39. L'anthropologue Kaushik Sunder Rajan souligne l'importance des nouvelles technologies informationnelles comme condition de possibilité du savoir prédictif dans son important ouvrage *Biocapital : The Constitution of Postgenomic Life*.

40. L. Hood, « A vision for personalized medicine ».

41. Je reprends ici le concept utilisé par Jean Baudrillard dans *Simulacres et simulation*, p. 10.

« réelle » en gestation et, d'autre part, masque l'opération technique productrice de cette condition.

Assurer la santé, surveiller le corps

L'importance croissante des technologies de prédiction moléculaire tend à faire de chacun de nous le membre d'une seule communauté : celle des malades asymptomatiques[42]. Sous l'angle de l'héritage génétique, nous sommes tous susceptibles d'être porteurs de risque. Aux yeux de la pensée moléculaire, nous partageons une condition biologique aussi précaire que celle du malade chronique dont il faut suivre en permanence l'évolution de l'état de santé afin de déceler la moindre défaillance biologique. Le développement de nouvelles technologies d'évaluation permanente de la santé est dès lors une priorité[43]. Exemplaires à cet égard sont les implants *in vivo*[44], remarquables illustrations de cette nouvelle forme de « médecine de surveillance[45] ». Ils dénotent l'accroissement du pouvoir médical sur la santé suivant une surveillance technologique permanente du corps, parfois intégrée directement à lui.

Parmi ces nouvelles technologies de surveillance, il existe déjà des micropuces sans fils implantables dans le corps qui permettent de suivre en continu les changements biochimiques en réalisant diverses tâches comme l'enregistrement et la diffusion simultanés d'informations biologiques (température du corps, taux de pH, etc.) ou qui permettent simplement de mesurer le taux de glucose dans le sang[46].

---

42. M. Lock et V.-K. Nguyen, *An Anthropology of Biomedicine*, p. 331.

43. N. Gordon et U. Sagman, « Nanomedicine taxonomy », p. 14.

44. T. J. Webster (dir.), *Nanotechnology Enabled In Situ Sensors for Monitoring Health.*

45. D. Armstrong, « The rise of surveillance medicine ».

46. Voir respectivement R. Bashirullah, « Wireless implants », et M. M. Ahmadi et G. A. Jullien, « A wireless-implantable microsystem for continuous blood glucose monitoring », p. 169-180.

Certains de ces implants peuvent être reliés à des dispositifs d'administration automatique de médicament, comme des systèmes d'injection d'insuline, qui sont déclenchés à partir des informations recueillies. Il existe également des implants de reconnaissance moléculaire permettant de suivre en continu certains marqueurs sanguins[47]. Ces technologies ne sont pas réservées aux malades chroniques, elles sont aussi considérées comme des moyens de suivre l'état de personnes dites à risque sans recourir à l'expertise immédiate d'un médecin. Le Groupe européen d'éthique des sciences et des nouvelles technologies souligne d'ailleurs que les nanotechnologies ouvrent concrètement la voie à des dispositifs miniaturisés biocompatibles qui pourraient rester de manière permanente dans le corps de manière à pouvoir signaler immédiatement des marqueurs caractéristiques de conditions à haut risque[48].

De manière plus générale, le développement de l'ensemble des technologies de diagnostic moléculaire est guidé par la vision d'une surveillance technologique du corps qui s'intégrerait à la vie quotidienne, et cela toute la vie. De la naissance jusqu'à la mort, le cours de l'existence serait entièrement médicalisé et sous supervision technologique. Il n'est pas interdit d'imaginer, dans ce sens, qu'un diagnostic prédictif réalisé par prise de sang à la naissance d'un enfant utilise les informations moléculaires récoltées pour établir des interventions préventives ou pour mettre au point un traitement médical individualisé pour la vie[49].

Les dispositifs de nanodiagnostic élargissent ainsi considérablement les possibilités de surveillance technique du

---

47. P. Fortina *et al.*, « Nanobiotechnology : the promise and reality of new approaches to molecular recognition », p. 168-173.

48. European Group on Ethics in Science and New Technologies, *Opinion on the Ethical Aspects of Nanomedicine*, p. 17.

49. J. A. Johnson et W. E. Evans, « Molecular diagnostics as a predictive tool : genetics of drug efficacy and toxicity », p. 304-305.

corps non seulement dans le temps (n'importe quand), mais aussi dans l'espace (n'importe où). Alors que le suivi médical se faisait jusqu'ici à l'hôpital ou dans une clinique, la miniaturisation des dispositifs de diagnostic permet aux instruments médicaux de se diffuser à l'intérieur même du corps et d'en surveiller en permanence les moindres changements physiologiques et moléculaires. Les nanotechnologies permettent d'envisager une décentralisation importante du soin grâce à la miniaturisation, mais aussi au développement d'environnements « intelligents[50] ».

Cette décentralisation du soin a pour conséquence de remettre en cause les frontières de l'intimité corporelle en renversant l'axe intériorité-extériorité, public-privé. Renversement qui résulte directement des nouvelles technologies de l'information dont la particularité est de contribuer au rétrécissement de l'espace intime[51]. Les nanodispositifs ouvrent la voie à une lecture permanente du fonctionnement des mécanismes vitaux et des comportements de santé. Comme un gant que l'on retournerait sur lui-même, le corps est entièrement mis au jour pour qu'on puisse en évaluer continuellement les déviations et les anormalités. Cette mise sous observation constante de l'intimité biologique contribue à brouiller la frontière du privé. Ce qui n'est pas sans soulever d'importantes questions éthiques et juridiques en matière de protection de la vie privée et de consentement éclairé[52]. Les craintes sont clairement exprimées à ce sujet : « Prenons le cas de la Radio Frequency Identification, témoigne un de nos interviewés spécialiste en nano-toxicologie. On propose de "nano-taguer" des médicaments comme l'insuline pour simplement dire par relais satellite à l'infirmière ou au

50. B. Walhout *et al.*, *Nanomedicine in the Netherlands : Social and Economic Challenges*, p. 10.

51. C. Lafontaine, « Nouvelles technologies et subjectivité », p. 203.

52. J. Brewer et O. Gurel, « Nanomedicine : issues of privacy and informed consent », p. 45.

médecin que le patient a bien pris son médicament. Ça veut dire quoi ? Ça soigne quoi ? Rien du tout. Le fait d'ajouter une puce RFID ne va pas améliorer l'efficacité de l'insuline. Pour moi, c'est un grave problème. C'est de l'électronisation de l'homme, un asservissement du patient et de l'homme[53]. »

Vers une médecine personnalisée ?

La deuxième grande promesse de la nanomédecine concerne la personnalisation du soin[54], c'est-à-dire celle de constituer une thérapeutique sur mesure, spécifique à chaque patient[55]. Mais que veulent dire ici « spécificité » et « sur mesure » ?

Individualité moléculaire et personnalisation du soin

L'idée d'une médecine personnalisée doit son essor aux avancées en pharmacogénomique et en pharmacoprotéomique[56], s'inscrivant elles-mêmes dans le sillage du décryptage du génome humain. Un chercheur interviewé résume cette application de la manière suivante : « Jusqu'ici tout le monde prenait le même médicament. La médecine personnalisée

53. La *Radio Frequency Identification* est une « technique qui permet d'identifier des objets en utilisant une puce mémoire ou un dispositif électronique capable, à l'aide d'une antenne radio, de transmettre des informations à un lecteur spécialisé » (Office québécois de la langue française). Pour une introduction aux questions soulevées par les puces RFID, voir M. Alberganti, *Sous l'œil des puces.*

54. Cette section est une version synthétisée de M. Noury et J. López, « Nanomedicine and personalized medicine : understanding the personalization of healthcare in the molecular era ».

55. European Technology Platform on Nanomedicine, *Vision Paper and Basis for a Strategic Research Agenda for Nanomedicine*, p. 15.

56. K. K. Jain, « Personalized medicine », p. 548 ; K. K Jain, « Role of pharmacoproteomics in the development of personalized medicine », p. 331-336.

cherche à définir différents profils de soin en fonction du patrimoine génétique ou du métabolisme du patient. Pour tel patient, il en faudra plus, pour tel autre moins, pour d'autres encore on sait d'avance que ça ne marchera pas. L'idée c'est d'arriver à offrir des produits qui seront plus adaptés à ce patient en particulier et non à tout le monde. Cela sera possible grâce notamment aux nano-sondes qui vont nous aider à établir le diagnostic. Ce n'est pas une personnalisation au sens interpersonnel ou psychologique, mais au sens de la variabilité biologique. »

Jusqu'au développement de la médecine moléculaire, le savoir biomédical reposait sur une conception de la santé et de la maladie définies par des critères populationnels. C'est la population qui servait de mesure à la distinction entre normalité et anormalité. Les dispositifs de diagnostic moléculaire permettent d'accéder à des informations en provenance de l'individu lui-même. La normalité et l'anormalité ne sont plus établies uniquement à partir de la mesure moyenne du fonctionnement biologique d'un groupe, mais également à partir des régularités et des variations moléculaires propres à un individu donné, c'est-à-dire en fonction des déviations par rapport aux schémas individuels de fonctionnement[57]. L'histoire de l'évolution biologique individuelle devient centrale. La valeur prédictive des informations tirées de biomarqueurs est déterminée par la comparaison des valeurs antécédentes propres au développement biologique d'une même personne.

Cependant, malgré ce que laisse entendre l'utilisation ambiguë du concept de personnalisation dans les discours présentant les potentialités de la nanomédecine, l'identification des biomarqueurs n'aboutit pas à une individualisation radicale du soin. La personnalisation du soin doit être entendue dans un sens plus restreint qui ne remet pas foncièrement en

57. M. Boenink, « Molecular medicine and concepts of disease », p. 18.

question le modèle de référence populationnel. Elle est en fait un raffinement de ce modèle par stratification plus détaillée des groupes de patients d'après leur patrimoine génétique et leur variabilité biologique. Les dispositifs nanométriques contribuent moins au développement d'une médecine dont le seul point de référence serait l'individu lui-même qu'à une catégorisation plus fine du profil moléculaire de chaque patient permettant de développer des thérapies adaptées à des « sous-groupes » de population. Et cela afin de réduire les risques de sur-traitement ou, à l'inverse, de sous-traitement. C'est ce qu'a exprimé une chercheuse en imagerie moléculaire dans l'entretien qu'elle nous a accordé : « Personnaliser le traitement ça veut dire ceci : prenons une femme qui a un cancer du sein, je vais faire une analyse génétique et une analyse de ses cellules tumorales pour voir si ça va réagir à tel ou tel traitement, si elle a tel ou tel gène qui entraînerait une résistance. Enfin, je vais dresser le profil biologique, génétique du malade et de la maladie et déterminer le traitement le plus adapté. » Un autre chercheur fait le même constat : « On adapte déjà la dose de médicament au poids des gens, mais on peut aller plus loin. Un patient qui a une tumeur exprimera par exemple tels et tels antigènes. On saura très tôt de quel sous-groupe il fait partie, et on arrivera à individualiser tellement de paramètres qu'un malade donné ne ressemblera pas à son voisin. Le traitement sera donc légèrement particulier compte tenu de cette différence. »

La « spécificité » du patient s'élabore sur la base d'une catégorisation moléculaire à partir de laquelle se comprend concrètement le sens de l'expression médecine personnalisée. Après avoir établi son profil génétique, celui-ci est comparé à des sous-groupes de référence afin de déterminer ceux dont il relève. Les données individuelles ne présentent pas de sens par elles-mêmes, elles en acquièrent par leur confrontation empirique avec celles d'une population source. La médecine personnalisée fait *comme si* le diagnostic était sur mesure et le patient un cas individuel, mais il demeure un cas parmi une série de références statistiquement établies, quoique plus fines[58]. Les propos de May C. Morris, directrice de recherche au CNRS, exemplifient bien cette idée : « L'application biomédicale des outils issus de la nanotechnologie permet d'envisager l'évolution vers une médecine personnalisée, dans laquelle chaque patient et chaque cancer seront traités comme des cas individuels, aussi bien en termes de diagnostic que par rapport à l'intervention thérapeutique, au suivi de la maladie et la réponse au traitement[59]. »

C'est parce qu'il fait partie d'un sous-groupe que le patient est « spécifique ». La personnalisation du soin repose sur une conception de l'individualité définie par les caractéristiques moléculaires d'un sous-groupe d'individus partageant la même condition. L'individualité biologique et, en tout premier lieu, l'individualité moléculaire sont les points de départ à partir desquels est pensé le soin. C'est sur la base de ce réductionnisme que s'élaborent les nouvelles possibilités thérapeutiques « sur mesure » qui remettent en cause le modèle pharmaceutique du *blockbuster*, dont le principe est de créer un médicament pour le plus grand nombre possible d'individus[60]. L'historienne Johanne Collin remarque qu'après le paradigme de la spécificité du médicament, la perspective ouverte par « la pharmacogénétique remet au goût du jour le primat de la spécificité du patient, mais une spécificité objectivée, seule compatible avec la "vraie science"[61] ».

58. A. Ricroch et C. Dekeuwer, « Enjeux éthiques de la médecine prédictive », p. 190.

59. M. C. Morris, « Cancer et nanotechnologie. Innovation en diagnostic, vectorisation et thérapeutique », p. 55.

60. M. Dion-Labrie *et al.*, « Réflexions éthiques sur la médecine personnalisée : l'alliance de la science et de la médecine enfin réalisée ? », p. 36.

61. J. Collin, M. Otero et L. Monnais (dir.), *Le médicament au cœur de la socialité contemporaine. Regards croisés sur un sujet complexe*, p. 146.

Loin de signifier la réintroduction de ce que Georges Canguilhem considérait comme la réalité individuelle et qualitative de la maladie, le passage d'un modèle de traitement *général* à un modèle *personnalisé* s'effectue par le renouvellement du modèle biomédical qui s'est historiquement constitué à partir du rejet de l'expérience subjective du patient et de l'objectivation de son corps. La figure du patient, telle qu'elle est conceptualisée par la médecine personnalisée et reprise par la nanomédecine, s'inscrit dans cette perspective. Elle renvoie à un individu qui, ramené à ses caractéristiques moléculaires, est réifié et traduit en représentation informationnelle de l'humain propre à cette molécularisation. Bien qu'elle soit porteuse de promesses médicales, une telle conception réduit l'homme socialisé à l'homme moléculaire. L'idée de médecine personnalisée repose par conséquent sur un important paradoxe : « c'est en se faisant la plus scientifique et objective possible que cette médecine veut devenir adaptée à la situation unique de chaque patient[62] ».

De ce point de vue, la nanomédecine est moins une révolution que la poursuite de l'orientation amorcée par la génétique et la génomique avec la thérapie génique, dont elle tente de ranimer l'enthousiasme déçu[63]. Sous un autre angle, la convergence de cette orientation avec la logique proactive de la nanomédecine fait de celle-ci une pratique qui accentue cette mise à distance objective du patient. Son modèle technoscientifique propose de techniciser l'ensemble du processus de soin par la délégation des procédures médicales à des dispositifs techniques de plus en plus complexes capables de maîtriser les processus vitaux.

62. M. Dion-Labrie *et al.*, « Réflexions éthiques sur la médecine personnalisée », p. 60.

63. À ce sujet, voir le numéro spécial « Guérir grâce à la thérapie : peut-on encore y croire ? » paru dans la version française de *Technology Review*, p. 42-68.

Une personnalisation technique du soin

Si, en insistant sur la nécessité de personnaliser le soin, la nanomédecine véhicule l'espoir d'une médecine adaptée à la singularité du patient et respectueuse de son autonomie, la réalité est plutôt celle d'un modèle médical qui non seulement réduit le patient à ses caractéristiques moléculaires, mais qui n'accorde pas moins d'importance à la singularité et à l'autonomisation du dispositif technique lui-même. Fondée sur le présupposé technoscientifique selon lequel l'accroissement de la maîtrise technique des composantes biologiques élémentaires est le moyen idéal pour améliorer la pratique biomédicale, la nanomédecine accorde une place centrale à l'amélioration des outils nanométriques face auxquels le patient ne serait qu'un acteur passif et secondaire. Pour elle, la personnalisation du soin passe par l'accroissement du degré de complexité et de maîtrise moléculaire de ces dispositifs et non par une meilleure balance entre l'objectivité propre à toute pratique scientifique et la subjectivité du patient.

Interrogée sur la notion de personnalisation des soins, une chercheuse faisait la remarque suivante : « S'agit-il d'une médecine personnalisée au sens d'une relation plus personnelle entre le patient et le médecin ? Non, la personnalisation est ici très technique. » L'exemple du théragnostic est à ce titre exemplaire. Concept propre à la nanomédecine, le théragnostic vise à mettre au point des dispositifs nanométriques au design modulaire combinant le diagnostic et la thérapeutique pour réaliser un traitement « sur mesure ». Il consiste à créer des vecteurs ou nanoplateformes multifonctions, appelés *smart nanoparticles* ou *smart drugs*[64], capables, lors

64. Voir M. Ferrari, « Cancer nanotechnology : opportunities and challenges », p. 161-171 ; M. Kumar Teli *et al.*, « Nanotechnology and nanomedicine : going small means aiming big ».

d'une même intervention, de réaliser un test diagnostique, de traiter une cible précise et de suivre la réponse à ce même traitement. Ces plateformes multifonctions, dites « nanotechnologies intelligentes[65] », permettent d'intégrer aux agents thérapeutiques adaptés au patient des agents de contraste permettant une imagerie ultrasensible. « La nanotechnologie en théragnostic, selon un chercheur en nanopharmaceutique, c'est l'alliance entre l'imagerie et la thérapeutique : le dispositif se déplace vers la tumeur, permet de l'observer sur un écran et, par une source externe, de déclencher la libération du principe actif au niveau de la tumeur. »

L'« intelligence » de ces nano-objets tient à leurs propriétés physico-chimiques particulières qui les rendent capables de s'orienter dans le corps vers les tissus ou les cellules malades afin de délivrer l'agent thérapeutique. Concrètement, les nanoplateformes sont constituées de deux parties : un « cœur », dans lequel est encapsulé le principe actif qui sera libéré une fois la cible atteinte ; une « couronne », qui constitue la partie extérieure de la nanoparticule et dont les propriétés sont à la base de sa capacité de sélection. Ses propriétés physico-chimiques permettent à la nanoparticule de traverser facilement certaines parties du corps, comme l'endothélium vasculaire, en se rendant indétectable par les macrophages du foie, de la rate et de la moelle osseuse, et de reconnaître et de cibler un tissu. Grâce à leurs propriétés, ces « vecteurs furtifs » se déplacent dans le corps en déjouant les mécanismes de défense biologique. Patrick Couvreur, pionnier de la recherche en nanopharmaceutique, utilise explicitement l'image du « missile magique » du médecin allemand Paul Ehrlich pour décrire l'effet recherché de ces dispositifs : « Grâce au développement des nanotechnologies,

65. P. Couvreur, « Les nanotechnologies peuvent-elles contribuer à traiter des maladies sévères ? », leçon inaugurale de la chaire d'innovation technologique Liliane Bettencourt (2009-2010) au Collège de France (en ligne).

le *magic bullet* ou “missile magique” imaginé par le savant et immunologiste Paul Ehrlich est devenu réalité[66]. »

Au-delà de la référence à Paul Ehrlich, la métaphore guerrière du missile magique exprime la logique proactive sous-jacente à cette nouvelle forme d'intervention médicale, considérée comme la voie par excellence pour développer une thérapie qui dépasse l'ère d'une médecine applicable à tous (*one-size-fits-all*) pour celle d'une médecine réellement personnalisée[67]. Les métaphores guerrières abondent d'ailleurs en nanomédecine (missiles thérapeutiques, *nano-weapons*, bombes intelligentes, etc.) et attestent bien de la traduction du problème thérapeutique en termes strictement d'ingénierie[68]. Impossible ici de ne pas faire le parallèle avec la figure du drone, cet instrument de violence à distance, qui loin de se cantonner aux champs de bataille de la guerre moderne semble se retrouver aujourd'hui au cœur des nouvelles stratégies en santé. Le théragnostic s'inscrit ainsi dans une conception de la personnalisation du soin proprement technoscientifique dont les métaphores guerrières visent à mettre en valeur la force, la surveillance et l'efficacité techniques des dispositifs nanomédicaux.

L'effacement du geste médical

Modelée sur une vision d'ingénierie biomédicale, cette conception de la personnalisation exprime une recherche de l'efficacité proprement technique du soin où l'accent n'est pas mis sur le patient comme personne, mais sur la spécificité de

---

66. *Ibid*. Célèbre pour avoir inventé la chimiothérapie, Paul Ehrlich proposa le concept de *magic bullets* en 1908 lors d'une lecture au Royal Institute of Public Health à Londres. Voir B. Witkop, « Paul Ehrlich and his magic bullets, revisited », p. 540-557.

67. B. Sumer et J. Gao, « Theranostic nanomedicine for cancer », p. 137.

68. B. Bensaude-Vincent et S. Loeve, « Metaphors in nanomedicine : the case targeted drug delivery ».

l'action et les critères techniques du dispositif de « contrôle à distance » que constituent les agents ou plateformes nanométriques. « Avec le théragnostic, affirme un chercheur interrogé, on s'assure que le médicament atteint la tumeur parce qu'on le voit à l'écran. Autrement dit, et c'est là que ça devient intéressant, on contrôle parce qu'on visualise. [...] Ce contrôle à distance permet par exemple de modifier la trajectoire du médicament au dernier moment. »

Le développement d'une médecine personnalisée suppose donc la capacité de faire converger les pouvoirs techniques en un même dispositif grâce à une alliance des fonctionnalités (imagerie et adressage sélectif), tel un drone de guerre. Devenu le théâtre d'une mission guerrière, le corps du patient est investi par un dispositif technologique à qui est déléguée la capacité d'agir, donnant lieu à une relation de soin entièrement technique. Ce qui fera dire à l'un des chercheurs interrogés que « la relation du toucher entre le médecin et le patient par lequel le professionnel pouvait diagnostiquer des choses existe de moins en moins. On recourt davantage à l'imagerie médicale non invasive à distance. De ce point de vue, effectivement, les traceurs de type agents de contraste nous éloignent de la relation médecin-patient traditionnelle. Aujourd'hui, lors d'une chirurgie, l'essentiel des actes se font par endoscopie, le médecin voit l'intérieur du corps par l'intermédiaire de petites caméras et utilise de petits scalpels intégrés. La suite logique c'est la nanomédecine et les soins prodigués "à distance". »

S'il est vrai que ces diverses technologies médicales mettent à distance le corps du patient, on ne doit toutefois pas voir là une rupture radicale avec la tradition médicale moderne. Le chirurgien Alain-Charles Masquelet souligne en ce sens que « l'évolution de la chirurgie moderne peut être lue comme l'histoire d'un double reflux : retrait de la main de l'opérateur en même temps que s'accomplit une clôture des corps souffrants[69] ». L'évolution de la médecine moderne est caractérisée par une mise à distance graduelle de l'opérateur agissant (le chirurgien ou le médecin) et de sa perception subjective. L'acte du toucher devient aujourd'hui de plus en plus rare. François Dagognet soutient de même que « la chirurgie moderne, en effet, peut se définir par la "mort du chirurgien" et son élimination. Autant il aura été nécessaire pour affranchir sa discipline des limites que lui imposait son naturalisme originel, autant il doit disparaître avec et par le progrès auquel il a travaillé. La chute du Prométhée, du démiurge ou du *pater artifex* qui, plus que toute autre figure, retient l'imagination, conditionne et définit pleinement la chirurgie contemporaine[70]. » À cet égard, on peut reprendre les mots du médecin et anthropologue Jean Benoist : « Tout se passe comme si l'un des effets des progrès techniques avait consisté à réduire progressivement l'autonomie du médecin[71]. »

La métaphore de la chute du Prométhée souligne ici la remise en cause de la toute-puissance du chirurgien par l'objectivisme scientiste moderne qui le dépossède progressivement de son initiative d'action propre, de son agir opératoire. La modernité médicale est synonyme de maîtrise, elle a entraîné l'inhibition progressive du geste chirurgical et médical par sa mécanisation et sa standardisation[72]. La mise à distance progressive du sujet agissant et de son ressenti subjectif (le toucher) par la rationalisation de la pratique médicale a constitué la garantie de sa scientificité et soutenu l'émergence du rôle central de l'instrument comme moyen de la pratique.

La nanomédecine représente cependant la chute définitive du Prométhée s'aventurant dans l'intimité des viscères en

---

69. A.-C. Masquelet, « La relégation du corps à corps chirurgical », p. 139.

70. F. Dagognet, *La raison et ses remèdes*, p. 153.

71. J. Benoist, « La médecine entre techniques, société et culture : pourquoi des sciences sociales de la santé ».

72. S. J. Reiser, *Medicine and the Reign of Technology.*

faveur de la délégation systématique de l'agir humain aux dispositifs technologiques. Le progrès médical est désormais associé au développement d'une médecine entièrement technicisée où le retrait du geste et du corps à corps apparaît comme la garantie de l'amélioration du soin. La technoscientifisation de l'agir médical — et par conséquent la déshumanisation de celui-ci — constitue l'idéal du progrès de la médecine. L'accent mis sur le développement de nouvelles technologies non invasives, ne nécessitant plus l'intrusion dans le corps par incision cutanée, considérée comme un acte violent et incertain, est caractéristique de la même mise à distance et de la conviction de la supériorité d'une action technologique écartant totalement la subjectivité de l'acte humain. La non-invasivité du théragnostic est d'ailleurs un argument récurrent dans les discours de présentation des innovations nanomédicales qui cherchent à promouvoir leurs nouveautés[73].

À cet égard, plus encore que le théragnostic, l'ambition de créer des *nanorobots*, c'est-à-dire des nanodispositifs entièrement autonomes capables de se déplacer librement dans le corps et de réaliser des interventions personnalisées indépendamment de toute médiation humaine[74], symbolise au plus haut point cette dynamique de dépossession du geste médical où le soignant s'efface du processus de soin. Prenant l'exemple du développement de simples systèmes électroniques, un chercheur exprime les choses en ces termes : « On commence à travailler sur des micro-systèmes reliés à

73. Voir notamment European Commission et ETP Nanomedicine, *Roadmaps in Nanomedicine Towards 2020*, p. 5.

74. L'ingénieur Sylvain Martel, chercheur à l'École polytechnique de Montréal, définit les nanorobots « comme des micro-entités contrôlées par rétroaction comportant des éléments de moins de 100 nm qui permettent de nouvelles fonctionnalités » (S. Martel *et al.*, « Flagellated magnetotactic bacteria as controlled MRI-trackable propulsion and steering systems for medical nanorobots operating in the human microvasculature », p. 571).

l'électronique, par exemple des petites pompes. Il y a une société aux États-Unis, Microchips Biotech, qui développe des microprocesseurs contenant des médicaments. Dans un tel cas, effectivement, l'électronique remplace en quelque sorte le médecin. Ce n'est plus le geste quotidien du médecin ou de l'infirmière. Et ça risque de rendre leur tâche plus complexe. »

Malgré son caractère spéculatif et expérimental, le nanorobot résume l'essence même des nanotechnologies « intelligentes », il représente l'aboutissement le plus radical de cette « personnalisation technique » qu'on a déjà relevée. La chercheuse qui l'évoquait ne considère d'ailleurs pas ses propres recherches comme éloignées des nanorobots. Au contraire, dit-elle, « on fait tourner des nanoparticules dans des cellules, on les fait osciller, on les fait chauffer. Est-ce différent d'un nanorobot ? Pas tant que ça. Il y a une maîtrise de plus en plus importante. Je suis souvent très étonnée des résultats. On arrive à faire des trucs épatants. Il y a dans la tête des chercheurs des choses plus folles encore ! »

Loin de relever des récits d'anticipation technologique, le nanorobot est considéré comme un développement tout à fait réaliste de la recherche biomédicale, proche de ses préoccupations et de ses propres méthodes. L'accroissement des capacités d'intervention technique sur les éléments biologiques fondamentaux laisse penser que de tels nanodispositifs seraient réalisables. En cela, la logique médicale derrière le nanorobot ne diffère pas de celle qui guide le développement de plateformes nanométriques multifonctionnelles ou de simples vecteurs nanoparticulaires. Elles partagent la même conception technoscientifique du soin, selon laquelle on met sur le même pied nanoparticules et nanorobots médicaux, malgré leurs profondes différences quant à leur complexité conceptuelle et technique. Le nanorobot est ainsi considéré comme figurant dans la continuité de l'évolution de la nanomédecine dont il représente une nouvelle phase de complexification.

Tout un champ de la nanorobotique se consacre à la mise au point de nanorobots médicaux. Des chercheurs australiens et japonais ont notamment proposé un modèle de nanorobot capable de franchir la barrière hémato-encéphalique pour prévenir les anévrismes cérébraux[75]. Sylvain Martel, chercheur à l'École polytechnique de Montréal et directeur du laboratoire de nanorobotique, travaille explicitement à la mise au point de plateformes nanorobotiques autonomes. Dans un article, il propose un prototype de nanorobot capable de se déplacer librement dans les vaisseaux sanguins grâce à ce qu'il appelle un « nanomoteur[76] ». Ces recherches renvoient explicitement à la conception de la nanomédecine proposée par l'ingénieur Robert Freitas, du Foresight Institute fondé par Drexler, selon laquelle la création de nanorobots fonctionnels devrait être considérée comme la finalité même de la nanomédecine.

Cette conception robotique de la nanomédecine soulève cependant un grand nombre de critiques de la part de chercheurs qui, sans aller jusqu'à s'opposer à de tels travaux, mettent en doute la faisabilité des nanorobots dans un avenir prévisible. Selon l'un d'eux, qui travaille sur la vectorisation nanoparticulaire, « le problème des ingénieurs électroniciens est qu'ils ne savent pas quelles sont les pathologies visées. Ils ne connaissent pas non plus les aspects toxicologiques. De plus, il faut se méfier des effets d'annonce. Pour le moment, il n'y a rien. Il n'y a pas un essai clinique en phase 1 en cours avec des nanorobots. Je n'ai même pas vu de publication portant sur des nanorobots en préclinique. Donc, ce n'est pas pour demain. Cependant, il ne faut pour autant ne pas s'y intéresser. » Et cet autre chercheur sert une mise en garde dans le même sens : « Il ne faut pas oublier que le corps, c'est fragile ! Dans l'industrie pharmaceutique, par exemple, des recherches qui ont coûté une fortune ont parfois été abandonnées tout

75. A. Cavalcanti *et al.*, « Nanorobot for brain aneurysm », p. 558-570.
76. S. Martel *et al.*, « Flagellated magnetotactic bacteria… ».

simplement parce qu'un médicament avait un goût bizarre ou que le patient n'en supportait pas l'odeur. Alors administrer des traitements électroniques… personnellement, je n'y crois pas. » Beaucoup sont donc sceptiques. Et il est vrai que si la recherche sur les nanorobots médicaux progresse dans plusieurs laboratoires, elle reste marginale.

Toutefois, malgré leur caractère expérimental et controversé, le fait que ces recherches, comme souvent en nanomédecine, trouvent leur dynamisme dans des laboratoires d'ingénierie traduit parfaitement l'orientation technoscientifique de la nanomédecine et la dynamique de déshumanisation de l'acte médical qui l'accompagne. Elles sont un symbole fort de l'effacement de la figure du soignant en faveur de l'ingénieur biomédical, du concepteur d'innovations en santé travaillant dans son laboratoire sans avoir de rapport immédiat avec le patient. Elles incarnent le versant radical d'une relation de soin entièrement technicisée qui ramène la médecine à une branche de l'ingénierie.

La médecine régénératrice ou le (re)façonnement technique du vivant

Visant à reproduire artificiellement les processus biologiques permettant la régénération tissulaire, la médecine régénératrice est certainement le domaine de la recherche nanomédicale qui en traduit le mieux la logique technoscientifique. Une directrice d'un laboratoire d'ingénierie cellulaire a défini ainsi la médecine régénératrice : « Ce sont des approches qui cherchent à réparer les tissus à partir de cellules ou de molécules. On remplace les cellules du tissu par des cellules semblables produites par culture *ex vivo* puis transplantées. On peut, par exemple, faire des injections d'un médicament qui va favoriser la prolifération et la différenciation des cellules souches déjà présentes dans un tissu. C'est ce que nous faisons. D'autres vont plutôt utiliser des biomatériaux pour favoriser la régénération. Ils implantent des matériaux synthétiques à base de polymère pour favoriser la croissance, la prolifération des cellules, ou encore ils développent des biomatériaux où ils ensemencent des cellules, font la culture *ex vivo* et puis transplantent cette structure composée de cellules et de polymères. »

La médecine régénératrice combine les principes de l'ingénierie avec ceux des sciences du vivant afin de développer des procédés permettant la régénération des tissus et organes en dégénérescence. Deux approches coexistent : l'une consiste à régénérer les tissus et les organes endommagés *in vivo* (à l'intérieur même du corps) à partir de techniques visant à stimuler l'auto-régénération par l'injection de cellules élevées *ex vivo* ; l'autre vise à créer des biomatériaux pour favoriser la régénération ou ce que les chercheurs appellent des *smart biomaterials* (biomatériaux « intelligents »)[77]. Il s'agit de créer *in vitro* des matériaux bioactifs à base de polymères qui vont faciliter la régénération des tissus et des organes, lesquels seront par la suite transplantés dans le corps.

Aider le corps à se soigner lui-même

L'originalité du projet de la médecine régénératrice consiste à vouloir « aider le corps à se soigner lui-même[78] ». Souvent considérée comme une nouvelle forme de la médecine de transplantation, elle se distingue de cette dernière, qui remplace et répare, par le principe de la régénération. La régénération cherche à restaurer la structure et la fonction normales d'un organe sans le remplacer. Elle ne cherche pas à pallier un dysfonctionnement organique, mais à permettre à l'organe, en en stimulant l'auto-régénération, de retrouver sa fonction

77. European Commission et ETP Nanomedicine, *Roadmaps in Nanomedicine Towards 2020*, p. 31.

78. European Technology Platform on Nanomedicine, *Vision Paper and Basis for a Strategic Research Agenda for Nanomedicine*, p. 27.

« normale ». Elle souhaite non seulement arrêter, mais aussi inverser le processus de la dégénérescence tissulaire pour, d'une certaine manière, remonter à l'état organique antérieur.

L'aspect révolutionnaire de la médecine régénératrice, peut-on lire dans un rapport du gouvernement américain, tient à une approche qui ambitionne de « guérir » (*curing*) plutôt que de simplement « traiter » (*treating*) les maladies[79]. La médecine régénératrice est ainsi comprise comme un remède permettant une guérison complète et non simplement comme un traitement. C'est ce que croit également un chercheur en ingénierie tissulaire interrogé : « Avec la médecine régénératrice, il s'agit de tenter de guérir les maladies au lieu de juste traiter des symptômes. La régénération implique que les processus cellulaires corrigent ou dépassent un certain état pathologique. » La médecine régénératrice trouve ici son originalité dans la tentative de restaurer l'état de normalité physiologique antérieur à la maladie. Or, cet objectif de retour à une normativité naturelle préalable est en lui-même paradoxal par rapport à l'approche technoscientifique du soin qu'elle propose en pratique. En fait, l'aspect « révolutionnaire » de la régénération ne réside pas tant dans la restauration d'une condition biologique antérieure que dans le refaçonnement technique de la condition biologique présente, faisant écho à l'idéal d'« ingénierie biologique » que le biologiste Jacques Loeb tentait déjà de concevoir à la fin du dix-neuvième siècle[80].

Refaçonner le corps, améliorer le biologique

La perspective d'aider le corps à se soigner lui-même est paradoxale. On cherche à rétablir un état naturel antérieur par l'entremise d'une « aide » médicale qui implique une interven-

79. U. S. Department of Health and Human Services, *2020 : A New Vision : A Future for Regenerative Medicine*, p. 6.

80. J. Maienschein, « Controlling life : from Jacques Loeb to regenerative medicine ».

tion technique dans le cours du développement biologique, c'est-à-dire une transformation des processus biologiques et non la restauration de leur état antérieur. Voici comment un chercheur conçoit la différence entre la médecine régénératrice et la médecine clinique traditionnelle : « La différence à mes yeux, c'est qu'il y a certaines nouvelles approches en médecine régénératrice qui essaient de comprendre comment le corps se répare ou se régénère naturellement et de renforcer ces processus qui sont latents dans le tissu. La médecine conventionnelle ne cible pas vraiment ces processus latents, elle s'intéresse aux processus actifs. » « En un sens, dira un autre chercheur, ce qu'on appelle maintenant la médecine régénératrice, c'est remplacer des tissus par de nouveaux tissus améliorés. À mon avis, la nouveauté de la médecine régénératrice c'est d'essayer de stimuler le corps, stimuler les tissus à se soigner eux-mêmes. Cela vient s'ajouter aux nouvelles formes de transplantation de tissus qu'il était impossible de réaliser avant. »

À l'inverse de la transplantation d'organes, la médecine régénératrice vise pratiquement à donner une nouvelle direction à la croissance tissulaire par le refaçonnement des processus naturels à la base du développement biologique[81]. Certes elle compte sur un ensemble de connaissances et de pratiques en provenance de la biologie, de l'immunologie et de la chirurgie, mais son raisonnement pratique est celui d'une ingénierie tissulaire visant la prise en main et la transformation du biologique. En cherchant l'auto-régénération ou l'auto-réparation des tissus, son objectif n'est pas tant la guérison en soi que le refaçonnement du corps, ce qui suppose la maîtrise et la reconfiguration des processus vitaux et donne lieu à une nouvelle normalité biologique produite techniquement.

Alors que la transplantation d'organes est fondée sur une conception mécanique et fragmentaire du corps, où les

81. L. F. Hogle, « Life/time warranty : rechargeable cells and extendable lives ».

organes et les tissus sont conçus comme des pièces pouvant être remplacées et transférées d'un corps à l'autre, la « médecine régénératrice repose sur un modèle du corps entièrement remodelable où les distinctions entre intérieur et extérieur, entre nature et artifice tendent à s'estomper[82] ». Dans la perspective d'une réingénierie du corps, elle remplace la substitution d'organes ou de tissus naturels par des techniques de remodelage organique en utilisant des biomatériaux synthétiques ou des cultures de cellules considérés comme des objets techniques.

Aussi bien le corps que les éléments qui entrent dans son refaçonnement reposent sur ce que l'anthropologue Hannah Landecker appelle une représentation de la « vie comme technologie[83] ». Cette représentation emprunte à la biologie moléculaire et aux biotechnologies l'idée d'une plasticité fondamentale du vivant, condition théorique essentielle à la mise en pratique de méthodes d'opérationnalisation du biologique. Le vivant est fondamentalement considéré comme une matière qui peut être synthétisée, reproduite, manipulée ou transformée sans que cela en altère pour autant la nature première, qui est justement définie par son artificialité, sa plasticité.

Fondée sur une double dynamique d'artificialisation du biologique et de naturalisation de la technique, caractéristique des nanotechnologies[84], la médecine régénératrice nous confronte à un brouillage de la frontière entre le naturel et l'artificiel, le normal et le pathologique qui est à la source de l'émergence d'une nouvelle « forme de vie[85] » où l'organicité du vivant s'entremêle à la facticité de l'objet technique.

82. C. Lafontaine, *La société postmortelle*, p. 152.

83. H. Landecker, *Culturing Life : How Cells Became Technologies.*

84. B. Bensaude-Vincent, *Se libérer de la matière ? Fantasmes autour des nouvelles technologies* ; D. Esquivel Sada, « Le "nanomonde" et le renversement de la distinction entre nature et technique : entre l'artificialisation de la nature et la naturalisation de la technique ».

85. N. Rose, *The Politics of Life Itself*, p. 80.

Chapitre 3
Amélioration

> La limite ? Moi je ne vois pas de limite ! Non, je n'en vois pas.
>
> Un ingénieur biomédical

Désireuse de combattre la maladie autant que de prendre en main la santé elle-même, la nanomédecine est portée par une logique de l'amélioration technoscientifique de l'état biologique individuel. À l'ère de la maîtrise biologique de la vie, nous ne pouvons plus nous contenter de penser que le biologique *en soi* impose des limites à nos ambitions humaines[1]. Il en résulte que les hommes doivent accepter de faire preuve de liberté à l'égard du biologique, considéré comme une condition pratiquement contingente. L'état biologique individuel apparaît comme une condition précaire et non finie dont nous avons le devoir d'orienter le devenir par les moyens technoscientifiques à notre disposition afin qu'il soit en adéquation avec l'idéal culturel, profondément ancré dans nos sociétés contemporaines, d'accéder un jour au corps parfait en parfaite santé.

1. S. Franklin, « Ethical biocapital ».

Avec les capacités des nouvelles technologies biomédicales, la santé est devenue ouverte à l'intervention technoscientifique qui cherche à prédire son développement et à intervenir sur ses processus vitaux. En ce sens, les technologies médicales contemporaines ne cherchent pas seulement à guérir les maladies une fois qu'elles se sont manifestées, mais à intervenir sur les processus vitaux pour les « optimiser ». Elles permettent en effet d'envisager la modification et l'amélioration du corps humain au-delà des frontières biologiques de l'espèce dans la finalité pratique d'optimisation de la santé[2]. À la médecine de restauration succède une médecine de l'amélioration.

Nourrie des visions exaltées de ce que pourrait être un homme enrichi technoscientifiquement, transhumain ou posthumain, la nanomédecine rend compte d'une culture de la « bioperfectibilité[3] » qui apparaît comme la forme ultime de la réalisation de soi[4]. Elle propose en fait le premier modèle de soin qui incorpore aussi nettement cet objectif culturel. Elle représente la forme médicale la plus aboutie et la plus représentative d'un nouveau paradigme sanitaire centré sur l'amélioration technoscientifique de l'humain. Contribuant au développement d'un modèle biomédical « transhumaniste[5] », elle a l'ambition d'agir sur le devenir biologique et de l'améliorer par le moyen d'actions technoscientifiques préventives et personnalisées à l'échelle des processus moléculaires et cellulaires.

La dynamique de biomédicalisation portée par la nanomédecine traduit une profonde mutation de la définition de

2. N. Rose, *The Politics of Life Itself*, p. 16.

3. N. Le Dévédec, *La société de l'amélioration. La perfectibilité humaine des Lumières au transhumanisme*. Voir aussi, du même auteur, « De l'humanisme au post-humanisme : les mutations de la perfectibilité humaine ».

4. K. Knorr Cetina, « The rise of a culture of life ».

5. L. Kerr et J. Wishart, « Tsunami wave of science : how the technologies of transhumanist medicine are shifting Canada's health research agenda ».

ce que nous considérons culturellement « être en santé[6] ». Cette dynamique s'accompagne d'un élargissement de la signification culturelle du concept de santé lié au déplacement du gradient de la normativité médicale de la guérison (restauration) vers l'amélioration. L'élargissement en question est caractéristique de l'émergence d'une approche individualisante de la santé où la définition de cette dernière est de plus en plus confiée à l'individu lui-même, compris comme un « consommateur de santé » poussé à prendre en charge non seulement son devenir biologique, mais aussi la définition de ce dernier. La recherche d'une bioperfectibilité, associée à la transformation technoscientifique de l'humain, contribue ainsi aux nouvelles définitions de l'identité et de la liberté individuelle du biocitoyen « consommateur de santé ».

Une médecine sans limites

Interrogés sur les limites de l'intervention nanomédicale, plusieurs chercheurs n'hésitent pas à affirmer qu'elle n'en a pas. Pour un spécialiste de la régénération de la cornée, les connaissances scientifiques permettent déjà de faire ce qu'il appelle des « super-humains » — à l'image du dopage dans le sport[7]. À son avis, les nanotechnologies médicales augmentent ce potentiel par leur capacité d'intervention illimitée sur le corps. Faut-il pour autant les laisser à elles-mêmes ? Non, nous dit-il. Il convient de limiter ce potentiel technologique perçu comme « indéfini » afin d'en éviter les utilisations abusives : « Oui, on peut façonner des super-humains. Tant mieux si on peut faire mieux que la nature sans conséquences

---

6. G. Wolbring, *The Triangle of Enhancement Medicine, Disabled People, and the Concept of Health : A New Challenge for HTA, Health Research, and Health Policy*, p. 3.

7. J.-N. Missa, « Dopage sportif et médecine d'amélioration » ; O. Le Noé et P. Trabal, « Sportifs et produits dopants : prise, emprise, déprise ».

négatives. Fantastique. L'humain a un potentiel extraordinaire de connaissance puis d'application de ces connaissances, mais c'est ce que l'on fait avec elles qui est important. Il n'y a pas de limites à la nanotechnologie et la biologie des cellules souches. Dans vingt, trente ans, on pourra faire des choses extraordinaires. Cependant, il faut tracer des limites à ce développement. »

Convaincus du pouvoir des nanotechnologies, plusieurs chercheurs voient dans la nanomédecine une « médecine sans limites » qui serait capable d'intervenir à volonté sur une condition biologique caractérisée par une plasticité fondamentale. Cette conviction rejoint la croyance démiurgique des « transhumanistes » dans le potentiel d'action illimitée des nanotechnologies sur le corps[8]. La nature humaine étant selon le transhumanisme ontologiquement indéterminée — elle transgresse continuellement sa condition antérieure —, ce mouvement voit dans les nanotechnologies l'occasion historique d'arracher l'homme à ses limites biologiques longtemps considérées comme immuables[9]. C'est le cas du vieillissement, par exemple, que le biogérontologue britannique et membre actif du mouvement transhumaniste Aubrey De Grey pense pouvoir retarder indéfiniment[10].

Le projet nanomédical montre un important changement dans la conception de la pratique biomédicale. L'absence théorique de limites de la nanotechnologie et de la biologie des cellules souches met en évidence le développement d'un

8. Pour plus de détails, voir le site internet de la World Transhumanist Association. Pour une présentation complète des thèses soutenues par le mouvement transhumaniste, on peut également consulter M. Robitaille, « Culture du corps et technosciences : vers une "mise à niveau" technique de l'humain ? Analyse des représentations du corps soutenues par le mouvement transhumaniste ».

9. J.-M. Besnier, *Demain les posthumains. Le futur a-t-il encore besoin de nous ?*

10. A. De Grey et M. Rae, *Ending Aging : The Rejuvenation Breakthroughs That Could Reverse Human Aging in Our Lifetime.*

modèle de soin fondé sur l'a priori transhumaniste de la perfectibilité technoscientifique de la santé et du corps[11]. La nanomédecine n'a pas pour seule visée de lutter contre la maladie, elle présente aussi plus largement un nouvel objectif : l'amélioration technique du biologique.

De la restauration à l'amélioration de la santé

Particulièrement forte chez les chercheurs dans le domaine de la médecine régénératrice, l'ambition de « se substituer à la nature » ou de faire mieux qu'elle est un thème fréquemment évoqué dans nos entretiens. Il s'agit là d'une préoccupation caractéristique de la biomédecine contemporaine qui entrevoit la possibilité d'être « plus que normal[12] », d'« aller au-delà de la nature » grâce aux potentialités de réingénierie du corps offertes par les technosciences et, tout spécialement, par les nanotechnologies. La nanomédecine est en ce sens porteuse d'une nouvelle conception de la pratique biomédicale orientée vers la recherche de l'optimisation technologique du corps dans l'espoir d'en améliorer la condition au-delà des normes biologiques établies. Elle reformule ainsi le modèle classique de la biomédecine qui s'est historiquement constitué autour du principe de la *restitutio ad integrum*[13].

Dans *Le normal et le pathologique*, Georges Canguilhem définissait la pratique médicale comme « une technique d'instauration ou de restauration du normal, qui ne se laisse pas entièrement et simplement réduire à la seule connaissance[14] ». Historiquement, son rôle a été de lutter contre l'anormalité

---

11. N. Le Dévédec, « De l'humanisme au post-humanisme : les mutations de la perfectibilité humaine ».

12. M. Lock et V.-K. Nguyen, *An Anthropology of Biomedicine*, p. 55.

13. Sur l'histoire de l'expérience médicale moderne, voir M. Foucault, *Naissance de la clinique*.

14. G. Canguilhem, *Le normal et le pathologique*, p. 8.

(le pathologique) afin de rétablir le fonctionnement attendu du corps. La normalité biologique fait référence à l'état de fonctionnement typique du corps évalué sur la base des critères caractéristiques de l'espèce humaine et en fonction desquels sont déterminées la santé ou la maladie. La santé est l'état biologique où la normativité du corps est maintenue, c'est-à-dire où la maladie ne se montre pas au travers de signes évidents de rupture avec l'ordre dit « normal ». Pour reprendre la célèbre formule de René Leriche, souvent citée par Canguilhem, « la santé, c'est la vie dans le silence des organes ». À l'inverse, le pathologique renvoie à un état de suspension de l'état de normalité du corps qui se caractérise par le fonctionnement anormal du système biologique que la pratique médicale vise à renormaliser.

Délimitant son champ d'action à partir du principe de la *restitutio ad integrum*, l'intervention de la biomédecine classique trouve un terme lorsque le patient recouvre un état de santé considéré comme typique. Son modèle de soin présente une fonction thérapeutique normalisatrice ayant pour finalité le rétablissement de la santé du corps en combattant les manifestations de la maladie. La biomédecine a donc historiquement cherché à « réduire des moins » et non « à donner des plus[15] ». Elle s'est développée à partir d'un ensemble de connaissances et de pratiques cliniques orientées vers la recherche de la normalité nécessaire à la santé du corps et non vers la recherche de son altération en vue de son dépassement.

Or, la nanomédecine s'accompagne, elle, d'un brouillage des frontières qui ont jusqu'à présent délimité le champ d'action de la biomédecine autour du principe de la *restitutio ad integrum*. Elle marque l'émergence d'un nouveau modèle médical qui réoriente la pratique de la médecine vers

15. J. Goffette, *Naissance de l'anthropotechnie : de la médecine au modelage de l'humain*, p. 9.

une logique de *transformatio ad optimum*[16], c'est-à-dire de transformation du corps en vue d'en optimiser le fonctionnement au-delà du seuil biologique idéal de maintien de la santé. La réingénierie du corps en est la finalité. « De manière générale, écrit la European Science Foundation, l'objectif de la nanomédecine est d'assurer, en recourant à divers dispositifs techniques et nanostructures, le suivi, la maîtrise, la construction, la réparation, la défense et l'amélioration de tous les systèmes biologiques humains au niveau moléculaire dans l'intention d'en tirer des bienfaits médicaux[17]. »

Révélatrice des ambitions de la nanomédecine, cette définition confie aux technologies nanomédicales aussi bien la responsabilité de restaurer la santé que celle de la préserver et de l'améliorer. Contrairement à la biomédecine classique, qui trouve son point d'arrivée dans le rétablissement d'un état biologique dit typique, la nanomédecine vise, au-delà de la normalité, les territoires de la santé améliorée, confondant ainsi le « mieux soigner » avec l'optimisation technoscientifique de la vie *elle-même.*

En ce sens, si la nanomédecine fait sien l'objectif de restauration de la santé, elle repousse en même temps les limites de l'intervention médicale et brouille la frontière symbolique qui séparait traditionnellement la guérison de l'amélioration. Pour elle, « guérir » et « améliorer » vont désormais de pair et deviennent interchangeables, comme l'atteste cet éditorial du journal scientifique *Nanomedicine* : « Parmi les nombreuses applications des nanotechnologies, certaines des plus prometteuses, et qui ont le plus de chance de se rencontrer rapidement sur le marché, se trouvent dans le domaine biomédical. Ces applications ont le potentiel d'avoir un effet direct sur l'existence même des êtres humains

---

16. U. Wiesing, « The history of medical enhancement : from *restitutio ad integrum* to *transformatio ad optimum* ? ».

17. European Science Foundation, *Nanomedicine : An ESF. European Medical Research Councils (EMRC) Foward Look report*, p. 8.

en restaurant/améliorant leurs capacités naturelles. » Dans sa conclusion, l'auteur voit même dans les technologies nanomédicales un potentiel de transformation civilisationnelle : « Il ne fait aucun doute que la nanotechnologie et ses applications dans les sciences biomédicales vont rendre possibles des changements qui amélioreront indubitablement notre vie. La mise au point de nouvelles pratiques et de nouveaux dispositifs médicaux suscite l'espoir immense d'améliorer la condition humaine[18]. »

La nanomédecine est le véhicule d'une nouvelle manière d'envisager la pratique médicale dont l'ambition est de refaçonner techniquement l'être humain. Elle partage la conviction selon laquelle la médecine peut grâce aux nouvelles technologies d'intervention moléculaire altérer les normes biologiques fondamentales et élargir l'horizon de la santé humaine au-delà du normal. À cet égard, deux exemples de projets de recherche peuvent nous aider à mieux cerner concrètement l'orientation améliorative de la nanomédecine. Ils illustrent l'effritement de la ligne de démarcation entre le thérapeutique et l'amélioratif.

Mené en collaboration par l'université de Trieste (Italie), le Centre national de recherche scientifique (France), l'université polytechnique de Lausanne (Suisse) et l'université de Jérusalem (Israël), le projet Neuronano a été financé à hauteur de 1,8 million d'euros par le sixième programme-cadre de recherche de l'Union européenne entre 2006 et 2009[19]. Il visait globalement à mettre au point pour la neurobiologie des nanodispositifs implantables dans le cerveau. La réalisation de réseaux neuronaux artificiels permettrait, grâce à la taille et à la capacité conductrice de nano-objets, une activité électrique cérébrale suffisante pour stimuler des zones pré-

18. F. Jotterand, « Nanomedicine : how it could reshape clinical practice », p. 401 et 405.

19. Pour plus de détail voir le site du projet Neuronano.

cises de l'apprentissage et de la mémoire, ouvrant la porte au traitement de certaines maladies neurodégénératives.

La création de telles interfaces cerveau-machine rend manifeste l'émergence de nouvelles formes de pratiques biomédicales de réingénierie des processus neuronaux grâce aux capacités d'intervention moléculaire des technologies nanométriques. En fusionnant le biologique et l'électronique, le projet Neuronano cherche à créer des connexions cellulaires inexistantes à l'état naturel afin d'améliorer l'apprentissage et la mémoire. Son recours au potentiel des nanotechnologies pour faire mieux que la nature fait directement écho au rapport américain *Converging Technologies for Improving Human Performance*, dont plusieurs sections sont consacrées à l'amélioration de la mémoire, de l'apprentissage ou encore de la prise de décision rendue possible par de telles interfaces cerveau-machine[20].

Le *cyborg tissue* est un autre exemple. À la fin de l'été 2012, la *Harvard Gazette* rapportait qu'une équipe de chercheurs de l'université avait réussi à « cultiver » pour la première fois un tissu cyborg en associant un réseau nanoélectrique à du tissu humain artificiel[21]. Ce « tissu intelligent » est en fait une architecture tridimensionnelle de nanocanaux électriques ensemencée par des cellules humaines. Selon les chercheurs, cette architecture hybride extrêmement flexible est virtuellement compatible avec n'importe quoi et permet d'envisager une nouvelle génération de tissus humains multifonctionnels fusionnant l'organique et l'électronique, à l'image du cyborg[22].

Actuellement, l'équipe de chercheurs procède à des expérimentations avec des cellules vivantes afin de tester les

20. M. C. Roco et W. S. Bainbridge, *Converging Technologies for Improving Human Performance : Nanotechnology, Biotechnology, Information Technology and Cognitive Science.*

21. R. Reuell, « Merging the biological, electronic ».

22. Pour une histoire détaillée du concept de cyborg dans la recherche scientifique, voir C. Hables Gray, *The Cyborg Handbook.*

capacités de reconnaissance chimique de leur tissu intelligent. Bozhi Tian, l'un des instigateurs du projet, pense qu'il sera possible d'intégrer une telle architecture au système biologique de l'être humain pour détecter électroniquement à distance la présence de certaines protéines associées au cancer ou à d'autres maladies[23]. Le tissu cyborg ouvre la voie à une nouvelle forme de peau et d'organes humains qui pourraient surveiller en permanence l'évolution de l'état de santé[24]. Il permettrait autant le suivi électronique de la réponse positive à un traitement que la surveillance à distance de l'état d'un ancien malade ou d'une personne qui risque de le devenir en vue d'en optimiser la santé.

Ces deux exemples traduisent une nouvelle manière de penser à la fois la nature de la pratique biomédicale et celle de l'être humain en phase avec la conception transhumaniste d'un corps extensible et adaptable grâce aux nanotechnologies[25]. Ces recherches présupposent que la réingénierie du corps peut donner naissance à une seconde nature hybride aux propriétés nouvelles assurant une meilleure santé. En cherchant non pas tant à restaurer les fonctions physiques ou mentales perdues qu'à les remodeler, de telles recherches s'inscrivent dans la logique biomédicale de la *transformatio ad optimum*. Pour elles, la recherche de la santé passe nécessairement par des technologies de transformation améliorative de la vie elle-même.

Être en santé, c'est être amélioré

Si la biomédecine classique définit la norme de santé par le fonctionnement « normal » du système biologique, la

23. S. Young, « Innovator Under 35 : Bozhi Tian, 32 ».
24. C. Choi, « Soft circuits may lead to "cyborg tissues" ».
25. C. Lafontaine et M. Robitaille, « Entre science et utopie, le corps transfiguré des nanotechnologies », p. 47.

nanomédecine, elle, ne suppose pas tant le retour au normal que l'engendrement d'une nouvelle normativité biologique « au-delà » du normal. La nanomédecine opère un déplacement de la norme de santé, attribue un nouveau sens à l'idée d'« être en santé » qui intègre la réingénierie du corps en vue de son amélioration. Amélioration qui en soi n'a pas de limites compte tenu du potentiel d'action « indéfinie » des technologies nanomédicales.

La nanomédecine contribue ainsi à l'émergence de ce que l'éthicien allemand Gregor Wolbring appelle un « modèle transhumaniste de la santé » selon lequel être en santé signifie avoir obtenu le maximum d'amélioration biologique en fonction des potentialités d'optimisation technoscientifique disponibles[26]. La norme de santé se déplace de ce qui est « normal » à ce qui est « amélioré ». Le corps « normal » est l'objet d'une opinion négative qui le considère a priori comme défectueux, imparfait, limité, nécessitant une surveillance et une optimisation techniques permanentes — à l'image d'un logiciel qui doit être constamment mis à jour. La santé se comprend dès lors comme émancipation du normal par le refaçonnement technique du corps.

La pathologisation de la vie

Chaque époque, rappelle le sociologue et économiste Hachimi Sanni Yaya, « développe une conception de la santé qui lui est propre. Elle sécrète ses propres maux et recherche des solutions adaptées à ses choix et ses préférences[27]. » Dans un contexte culturel où la réalisation de soi est de plus en plus soumise à l'obligation de performance

26. G. Wolbring, *The Triangle of Enhancement Medicine, Disabled People, and the Concept of Health : A New Challenge for HTA, Health Research, and Health Policy.*

27. H. Sanni Yaya, *Pouvoir médical et santé totalitaire : conséquences socio-anthropologiques et éthiques*, p. 4.

et de compétitivité[28] et à la recherche de la perfection biologique[29], émerge une nouvelle conception de la santé en adéquation avec le désir de dépasser ses propres limites physiques et mentales. Sociologiquement liée au développement d'une nouvelle citoyenneté biologique, la conception transhumaniste de la santé est une réponse à ces finalités culturelles qui s'incarnent dans le développement de la nanomédecine. Cependant, loin d'ouvrir la voie à une humanité augmentée, ce déplacement de la norme de santé a plutôt pour conséquence d'accroître les territoires de la médicalisation en faisant entrer la vie elle-même dans le domaine du pathologique et donc de l'intervention biomédicale.

En définissant dans son préambule constitutionnel la santé comme « un état complet de bien-être physique, mental et social [qui] ne consiste pas seulement en une absence de maladies ou d'infirmité[30] », l'Organisation mondiale de la santé a jeté les bases d'une conception de la santé ouvrant la porte à une pathologisation de l'existence ou, dans les termes de Michel Foucault, à une « médicalisation indéfinie[31] ». Les aspects les plus communs de la vie, les humeurs et les comportements, sont ainsi devenus l'objet du regard médical. Ne se définissant plus directement en opposition à la maladie, le concept de santé s'est élargi au point d'inclure l'ensemble de l'existence humaine dans le rayon d'action de la médecine. La médicalisation du tabagisme dans l'ensemble des pays occidentaux et la véritable guerre de santé publique contre les

28. P. Dardot et C. Laval, *La nouvelle raison du monde. Essai sur la société néolibérale.*

29. K. Knorr Cetina, « The rise of a culture of life ».

30. Préambule à la Constitution de l'Organisation mondiale de la santé, tel qu'adoptée par la Conférence internationale sur la santé, New York, 19-22 juin 1946 (Actes officiels de l'Organisation mondiale de la Santé, n° 2, p. 100). La définition de la santé n'a pas été modifiée depuis.

31. M. Foucault, « Crise de la médecine ou crise de l'antimédecine ? », p. 48.

fumeurs qui s'en est ensuivie est exemplaire de cette pathologisation de l'existence où une habitude de vie considérée comme tout à fait banale devient un objet médical[32].

La conception transhumaniste de la santé élève toutefois cette dynamique à son plus haut niveau de radicalité : ce n'est plus seulement l'existence humaine en tant que telle qui est médicalisée, mais aussi les éléments et processus vitaux à la base même de l'existence, la vie elle-même. La dimension améliorative de la nanomédecine ne nous confronte pas à l'avènement prochain d'une humanité augmentée dont la supériorité biologique la délivrerait de la maladie et du recours à l'intervention médicale. Une humanité que les nanotechnologies délivreraient de toutes contraintes biologiques. Bien au contraire, elle nous confronte à l'image d'une humanité dont l'entièreté de la vie serait sous le pouvoir biomédical, le corps nécessitant des remodelages techniques permanents afin de répondre aux contraintes économiques et sociales du monde contemporain.

La transformation de la santé à laquelle participe la nanomédecine contribue de la sorte à redéfinir l'espace de problématisation et d'action de la gouvernance biopolitique autour de la transformation technique de soi. Ce que résume le concept de biocitoyenneté. On assiste ainsi à une profonde dynamique de politisation de l'existence biologique des êtres humains qui se traduit moins dans l'apparition de surhommes améliorés technoscientifiquement que dans la généralisation d'individus surmédicalisés par le moyen des innovations technoscientifiques.

Gouverner la santé, « customiser » son corps

Lors de l'annonce de l'Initiative canadienne en médecine régénératrice et nanomédecine en 2003, le Dr Rémi Quirion,

---

32. F. Guis, « Vers un monde sans fumée : analyse sociologique du dispositif anti-tabac au Québec ».

alors directeur de l'Institut canadien des neurosciences, de la santé mentale et des toxicomanies et, depuis 2011, scientifique en chef du Québec, a avancé que les nouvelles technologies d'ingénierie moléculaire et tissulaire pourraient bien faire partie des plus puissants outils jamais créés pour améliorer la condition humaine[33]. La conception de la santé qui transparaît dans de tels propos repose sur la conviction que l'amélioration de la condition humaine passe par la réingénierie de l'humain. L'accroissement des capacités de maîtrise technique du corps à l'échelle moléculaire s'accompagnerait d'un plus grand bien-être de l'humanité. Le programme de recherche en santé du Canada atteste ainsi implicitement qu'il a intégré la pensée transhumaniste selon laquelle réalisation de soi et perfectionnement technoscientifique du corps vont de pair. Par ses implications normatives et prescriptives, le soutien politique au développement des technologies moléculaires est le véhicule d'un projet philosophique qui fait reposer les conditions de notre bien-être individuel, de notre liberté, sur l'accès à des pratiques de réingénierie du corps.

Le développement de la nanomédecine renvoie ainsi plus largement au nouveau régime de gouvernance de la santé caractéristique de la biomédicalisation des sociétés occidentales et participe à une réorientation de la biopolitique vers la « customisation » de soi[34] et à la biocitoyenneté. S'il est vrai, comme le soutenait Michel Foucault, que la biopolitique s'est traditionnellement développée au travers des pratiques de médicalisation tendant à normaliser la santé et à homogénéiser les corps[35], le régime biopolitique contemporain se caractérise par des pratiques de biomédicalisation transfor-

---

33. E. Marcotte, M. Shoichet et R. Chenier, « Defining the national strategy : regenerative medicine in tissue engineering and artificial organs ».

34. A. Clarke, L. Mamo et J. Ruth Fosket (dir.), *Biomedicalization : Technoscience, Health, and Illness in the U.S.*, p. 78.

35. M. Foucault, *Naissance de la biopolitique. Cours au Collège de France (1978-1979)*.

matrices qui, en phase avec l'idéologie du « libre choix », ont pour finalité de rendre possibles des « différences désirées sur mesure[36] » en individualisant l'intervention biomédicale selon ce que chacun attend de sa propre santé et des capacités de son propre corps.

Répondant à l'incitation culturelle à la prise en charge personnelle de sa santé et faisant sienne l'injonction morale de l'amélioration biologique de soi, ce nouveau régime de gouvernance de la santé cautionne l'idée que le corps est un projet personnel en continuelle progression, dont l'accomplissement dépend de la capacité de l'individu à se transformer et à se réaliser lui-même par les nouvelles technologies biomédicales. L'importance du champ de la médecine personnalisée et de sa promesse d'intervention « sur mesure » est caractéristique de ce nouveau mode de gouvernance. Les technologies nanomédicales permettraient une individualisation de l'intervention médicale et un *management* personnalisé de la santé. Elles seraient la clé de ce que le transhumanisme appelle la « liberté morphologique » : « Qu'est-ce que la liberté morphologique ? À mon sens il s'agit d'une extension du droit à son corps, pas simplement celui d'en être le propriétaire, mais également celui de le modifier selon ses désirs. […] Cela va au-delà de la simple idée de maintenir passivement le corps tel qu'il est et d'en exploiter le potentiel naturel. Il s'agit plutôt d'affirmer que nous pouvons étendre ou transformer ce potentiel par différents moyens. Cela fait intégralement partie du principe de la réalisation de soi et de l'autodétermination[37]. »

De par son caractère radicalement individualiste et biologisant, cette conception transhumaniste de la liberté permet de mettre en évidence les présupposés biopolitiques qui accompagnent le projet nanomédical. Caractéristique de l'émergence

36. A. Clarke, L. Mamo et J. Ruth Fosket, *Biomedicalization*, p. 78.

37. A. Sanberg, « Morphological freedom : why we not just want it, but need it ».

de ce que Foucault a appelé une « somatocratie[38] », dont le biocitoyen est la figure typique, la nanomédecine se présente comme une nouvelle forme de pouvoir social sur le corps qui associe l'émancipation individuelle à l'instrumentalisation technique de soi, introduisant une importante transformation dans l'économie morale des politiques de santé. Ces dernières tendent désormais à la promotion de pratiques de customisation du corps qui font de la vie même une condition pathologique ouverte à l'intervention biomédicale.

Le corps désiré ou la maladie comme choix personnel

L'un des exemples les plus éloquents de l'enracinement culturel du nouveau mode de gouvernance biopolitique porté par la nanomédecine est sans nul doute la conception de la maladie que propose Robert Freitas à travers son « modèle normatif volitif ». Jugeant que la nanomédecine rend désormais possible, et souhaitable, la détermination individuelle de la condition pathologique, il en conclut que la maladie devrait être considéré comme le résultat d'un choix personnel réalisé conformément aux attentes biologiques que nous avons à l'égard de notre corps.

Selon Freitas, outre sa capacité de guérir, la grande originalité de la nanomédecine est de pouvoir effectuer des interventions médicales fondées sur nos propres désirs[39]. C'est sur les technologies d'intervention moléculaire qu'il fonde le besoin de redéfinir la maladie de manière individuelle. Il en propose une conception mieux adaptée au paradigme nanomédical. Dans une perspective « fonctionnelle » et « idéaliste », la maladie devrait être comprise non

38. M. Foucault, « Crise de la médecine ou crise de l'antimédecine ? », p. 43.

39. R. Freitas, « Personal choice in the coming era of nanomedicine », p. 162.

seulement comme la défaillance du système biologique par rapport à sa capacité optimale de fonctionnement, mais aussi comme un état non désiré du fonctionnement du corps. Ainsi définie selon des critères d'optimalité et de désirabilité, la maladie serait fonction de la volonté individuelle. L'état maladif est pratiquement un choix personnel. Pour Freitas, les patients ne devraient pas être simplement des partenaires actifs de leurs soins ; au contraire, c'est leurs propres désirs qui devraient déterminer les soins. Le jugement médical des professionnels de la santé devient de cette manière superflu[40]. Au lieu de renvoyer le diagnostic de la maladie à un consensus social entre les professionnels de la santé et le patient, c'est à l'individu lui-même de décider de sa condition. La volonté personnelle est ici l'ultime juge.

D'un point de vue moral, cette conception hyper-individualiste laisse entendre que le libre arbitre de chacun suffit à faire tous les choix, sans avoir à passer par des contraintes normatives sociales et culturelles. Conformément aux thèses transhumanistes qui donnent à la liberté individuelle le droit d'altérer le biologique, Freitas soutient qu'il n'y a pas de raison que le corps humain, considéré comme sacré et inviolable, demeure prisonnier d'une soi-disant naturalité. Les technologies moléculaires auraient ouvert une nouvelle ère où nos capacités physiologiques, particulièrement celles du cerveau, deviennent pour la première fois de l'histoire ouvertes à l'amélioration ou à l'augmentation. La transformation des éléments et des processus vitaux pourrait considérablement élargir l'horizon de notre liberté, ce qui permettrait de réellement choisir qui nous sommes[41].

40. V. L. Leontis et G. J. Agich, « Freitas on disease in nanomedicine : implications for ethics », p. 209.

41. R. Freitas, *Nanomedicine*, t. 1, *Basic Capabilities*, p. 25.

De l'homme amélioré au consommateur de santé

Le développement d'un modèle biomédical qui confond guérison et amélioration s'explique par la transformation culturelle de la conception de la santé soumise aux exigences d'une société de la performance qui fait de l'amélioration de la condition biologique un facteur indispensable à la réalisation de soi[42]. L'individu contemporain est appelé à prendre en charge sa destinée biologique en misant sur les nouvelles pratiques biomédicales de *customisation* du corps afin d'en accroître les potentialités[43].

Faisant siennes les finalités politiques néolibérales centrées sur la performance et l'autonomie individuelle, la nanomédecine repose sur des stratégies biopolitiques qui contribuent à la fabrique d'un certain type d'homme médicalisé : le biocitoyen. Celui-ci n'évoque plus la figure du « patient passif » docile à l'endroit du médecin pour ce qui est de la définition de sa condition et des moyens de sa prise en charge ; son image la plus juste est celle du « consommateur de santé » qui s'engage activement dans la prise en charge personnelle de son devenir biologique de plus en plus indépendamment des experts médicaux[44]. Cet aspect est particulièrement clair dans une interview publiée dans le magazine *Wired* où Alex Pentland, directeur du Health Special Interest Group du Massachusetts Institute of Technology, expose sa vision de l'avenir de l'industrie de la santé sous l'influence grandissante des nanotechnologies[45]. À son avis, les nouveaux outils des nanotechnologies donneront la possibilité à des « consom-

42. C. Coenen *et al.*, « Human enhancement study », p. 45.

43. Le succès commercial des boissons énergétiques, comme Red Bull ou Guru, est un exemple particulièrement frappant de l'émergence de nouvelles pratiques sociales d'amélioration des capacités physiologiques.

44. D. Lupton, « Consumerism, reflexivity and the medical encounter ».

45. M. Anderson, « Dreaming about nano health care ».

mateurs » soucieux de leur bien-être — et non aux seuls patients — de prendre en main leur santé et de maintenir leur mode de vie en permettant à chacun d'apprendre à se connaître et à prendre soin de soi-même. Les médecins seront alors confrontés non plus seulement à des individus malades, mais verront frapper à leurs portes une nouvelle clientèle bien informée et soucieuse de son bien-être. La nanomédecine fait en somme corps avec une dynamique de consommation de la médecine[46].

Historiquement, les soins de santé se sont organisés à la convenance des experts, ce qui demandait aux patients de se déplacer vers les lieux où s'exerçaient les compétences médicales[47]. Ce modèle a peu à peu été remplacé par une nouvelle logique de gestion du système de santé où la relation patient-médecin n'est plus définie en termes d'accès à une compétence médicale, mais en termes de niches de consommation ou de marketing[48], qui prétendent répondre au désir des patients de s'informer et de participer à leur bien-être. Les patients en seraient plus libres et autonomes. Or, dans ce système, le patient n'est en fait pas tant celui qui dicte ses priorités qu'un simple client et consommateur.

Le modèle de soin de la nanomédecine ne préfigure pas tant une plus grande autodétermination effective en matière de santé et des moyens de l'atteindre, qu'un élargissement du choix de consommation de services technoscientifiques dits individualisés. L'individu biomédicalisé est un individu consommateur de santé qui a accès à un ensemble de produits technoscientifiques censés répondre à son « désir » de *customisation* de soi. L'importance de la médecine personnalisée

---

46. S. Henderson et A. R. Petersen, *Consuming Health : The Commodification of Health Care.*

47. J. Tritter *et al.*, *Globalisation, Markets and Healthcare Policy : Redrawing the Patient as Consumer*, p. 41.

48. A. Clarke, L. Mamo et J. Ruth Fosket (dir.), *Biomedicalization*, p. 78.

avec sa promesse toute relative de thérapies « sur mesure » rend bien compte de cette association entre consommation et contrôle biomédical individualisé. Les espoirs commerciaux projetés dans les thérapies personnalisées par théragnostic en sont l'exemple typique[49]. Un autre est celui de la vente de tests génétiques personnalisés sur des sites internet comme 23andMe qui proposent des « kits » d'analyse visant à offrir des informations individualisées. Ceux-ci permettraient d'avoir une meilleure prise en charge de sa vie afin de l'« améliorer ».

Le modèle biomédical qui guide la nanomédecine s'accompagne de l'accroissement d'une attitude consommatrice de santé, qui passe nécessairement par des produits et des services technoscientifiques. Le marché est le lieu « naturel » de développement de la nanomédecine et devient le passage obligé pour l'homme médicalisé en quête de perfection biologique.

49. M. Roth, « Standardizing the decision process to personalize a therapy with a theranostic : the options for test index (OFTi) ».

Chapitre 4
Un modèle global

> Ce qui s'est passé au cours de l'histoire des sciences mécanistes — à savoir […] que l'homme lui aussi a été pensé comme une machine (« l'homme-machine ») — se répète aujourd'hui à un autre niveau : puisque l'homme vaut principalement comme matière première, l'« homme » en tant qu'élément de ce monde doit, lui aussi, être traité comme matière première.
>
> Günther Anders, *L'obsolescence de l'homme*

S'inscrivant dans la continuité des biotechnologies et de l'industrie « biotech », la nanomédecine se développe dans le contexte de ce que Michel Freitag appelle la « globalisation techno-économique », et d'autres « complexe industriel technoscientifique global », qui a progressivement pris la place du complexe militaro-industriel déclinant après la guerre froide[1]. Au cœur des dynamiques et des enjeux politico-économiques contemporains, la nanomédecine donne lieu à une véritable

1. M. Freitag, *L'impasse de la globalisation : une histoire sociologique et philosophique du capitalisme*; H. Lenk, *Global TechnoScience and Responsibility.*

course mondiale qui s'inscrit dans la logique de concurrence internationale propre à la globalisation dans le déploiement de laquelle la recherche d'innovations technoscientifiques joue un rôle essentiel et dont les nanotechnologies représentent l'exemple le plus emblématique[2]. Aussi bien au niveau symbolique que stratégique, elles incarnent en effet parfaitement le rôle structurant des technosciences dans le développement de l'économie globalisée et illustrent le processus, largement soutenu et encadré par les États, d'internationalisation de la concurrence scientifique tournée vers la recherche d'innovations commercialisables[3]. Le capitalisme technoscientifique repose aujourd'hui sur une idéologie de l'innovation qui fait des promesses technologiques le moteur central de son développement[4].

En faisant de l'innovation la finalité intrinsèque de son activité, la nanomédecine fait siens les buts et les enjeux de la globalisation technoéconomique. Cela signifie que la maîtrise technique de la santé et de la vie même devient l'une des principales promesses de gains économiques. La poursuite culturelle de la bioperfectibilité se confond avec la recherche de profits économico-politiques, plaçant les processus vitaux au centre des grandes dynamiques et enjeux globaux.

En ce sens, la nanosanté renvoie au développement d'un « complexe biomédical de technoservices » qui exprime une profonde transformation globale des modalités de la production du savoir et des formes de prise en charge biomédicale du corps dans leur rapport avec les nouvelles exigences de compétitivité économique et d'innovation[5]. En ce qu'elle participe

---

2. D. Archibugi et S. Iammarino, « Innovation and globalization »; J. Harris, *Nanotechnology World Economy*; L. Liu, *Emerging Nanotechnology Power : Nanotechnology R&D and Business Trends in the Asia Pacific Rim*.

3. C. Lafontaine *et al.*, *Nanotechnologies et société. Enjeux et perspectives : entretiens avec des chercheurs*, p. 99.

4. K. S. Rajan, *Biocapital : The Constitution of Postgenomic Life*, p. 113.

5. A. Clarke *et al.*, « Technosciences et nouvelle biomédicalisation : racines occidentales, rhizomes mondiaux », p. 31.

ainsi au redéploiement de l'économie de la santé autour de la maîtrise et de l'exploitation des processus et des éléments vitaux du corps individuel, la nanomédecine contribue à la construction d'un nouvel espace économique — la bioéconomie — et à la création d'une nouvelle forme de capital — le biocapital[6].

Définie par l'OCDE comme un nouveau domaine de l'activité économique permettant de valoriser les processus biologiques et les bioressources renouvelables[7], la bioéconomie est considérée non seulement comme la solution d'avenir pour améliorer la santé, mais aussi, d'un point de vue politique, comme un vecteur essentiel de développement économique global. La particularité de la bioéconomie tient à sa capacité d'articuler les nouvelles attentes biopolitiques centrées sur l'individualité moléculaire avec les promesses de profits économiques dérivés de la création de nouveaux produits et services biomédicaux individualisés rendus possibles par « notre connaissance croissante de la manière dont les organismes se développent, réagissent et interagissent aux niveaux fondamentaux de la vie, de la structure nanomoléculaire aux gènes[8] ». Le savoir instrumental des différents secteurs d'innovation de la nanomédecine permet d'envisager l'exploitation individualisée de ce que Catherine Waldby appele la « biovaleur » des processus et éléments biologiques de chaque patient[9].

La nanomédecine illustre ainsi un nouveau modèle économique de la santé où le corps des patients est à la fois la cible et la source de l'innovation biomédicale. S'opposant à la forme économique classique de l'industrie pharmaceutique fondée sur la production en série de produits médicaux

---

6. K. S. Rajan, *Biocapital : The Constitution of Postgenomic Life.*

7. OECD, *The Bioeconomy to 2030 : Designing a Policy Agenda.*

8. *Ibid.*, p. 7.

9. C. Waldby, *The Visible Human Project : Informatic Bodies and Posthuman Medicine*; C. Waldby et R. Mitchell, *Tissue Economies : Blood, Organs, and Cell Lines in Late Capitalism.*

applicables au plus grand nombre, ce modèle repose sur un recentrement des stratégies commerciales des compagnies biomédicales sur les particularités biologiques individuelles. Recentrement qui fait écho à l'individualisation du rapport à la santé et au corps caractéristique d'une culture tournée vers la perfectibilité biologique.

Conformément aux finalités biopolitiques attachées au développement d'unc telle culture, ce nouveau modèle économique n'accorde toutefois pas la même « valeur » à tous les corps[10]. Le déploiement global de la bioéconomie ne touche pas les corps de la même manière selon que l'on soit citoyen d'un pays occidental ou d'un pays en développement, que l'on soit issu d'une classe sociale favorisée ou non. Cette entreprise de capitalisation globale de la santé et du corps individuels participe à accroître ce que Didier Fassin appelle la « bioinégalité[11] », dans le sens où les innovations à visée améliorative et individualisante de la nanomédecine ciblent des consommateurs de santé ayant les ressources financières nécessaires pour s'offrir ces technologies coûteuses. Et cela au détriment de la lutte pour l'amélioration générale de la santé qui constitue pourtant l'objectif central de l'OMS.

Nanomédecine et globalisation techno-économique

Dans le document accompagnant le lancement de EuroNanoMed[12], on peut lire qu'outre ses promesses médicales « la nanomédecine est un enjeu stratégiquement important

---

10. C. Lafontaine, *Le corps-marché. La marchandisation de la vie humaine à l'ère de la bioéconomie* p. 64.

11. D. Fassin, « Another politics of life is possible ».

12. Lancée en 2009, EuroNanoMed est une initiative financée par le septième programme-cadre de l'Union européenne pour la recherche et le développement technologique. Elle regroupe un important réseau de chercheurs, de cliniciens et d'industriels de dix-sept pays.

pour soutenir la compétitivité de l'Europe. La concurrence globale dans ce domaine est particulièrement forte et l'importance stratégique de la nanomédecine est de plus en plus reconnue par l'industrie et les gouvernements. Il est d'une importance cruciale de coordonner les efforts européens pour rester concurrentiels[13]. »

La portée de la nanomédecine va ici bien au-delà de la stricte promesse médicale. De tels propos sont révélateurs de la valeur éminemment stratégique de la nanomédecine et, plus largement, de la « course internationale qui s'est engagée afin de rechercher, développer et commercialiser de nouveaux produits et procédés intégrant des composantes nanotechnologiques[14] ». Selon l'économiste Françoise Roure, qui fait écho à de nombreux observateurs politiques et économiques, il ne fait aucun doute que l'innovation nanotechnologique sera « l'une des clés de la spécialisation internationale et de la compétitivité des grandes régions du monde pour le prochain demi-siècle[15] ». Le titre du premier rapport américain de la National Nanotechnology Initiative est à cet égard significatif de l'importance accordée aux innovations nanotechnologiques : *National Nanotechnology Initiative : Leading to the Next Industrial Revolution*. Les nanotechnologies seraient la base même de la « prochaine révolution industrielle ». Leurs innovations constituent un enjeu crucial dans un contexte économique où les technosciences représentent la force motrice de la croissance mondiale.

---

13. National Centre for Programme Management (Romania) et National Centre for Research and Development (Poland), *Strategic Agenda for EuroNanoMed*, p. 3. La page d'accueil du site internet d'EuroNanoMed tient un discours similaire sur la nanomédecine comme « champ d'importance stratégique considérable pour l'Europe ».

14. Communauté métropolitaine de Montréal et NanoQuébec, *Nanotechnologies*, p. 7.

15. F. Roure, « Économie internationale des nanotechnologies et initiatives publiques », p. 5.

La conviction dans la valeur hautement stratégique des nanotechnologies est à ce point partagée que malgré la crise financière de 2007-2008 les fonds globaux accordés à la recherche en ce domaine ont augmenté. La crise financière a même eu pour effet de décupler les efforts de nombreux pays pour délaisser certains secteurs industriels classiques en faveur de nouveaux domaines d'innovation prometteurs[16]. Et les pays investissant massivement dans la recherche ont reconnu la nanotechnologie comme l'un des principaux.

Au niveau sociologique, les nanotechnologies en général et la nanomédecine en particulier jouent un rôle clé dans la « globalisation techno-économique », c'est-à-dire dans la dynamique d'extension globale de la logique capitaliste néolibérale et de sa fusion avec les technosciences. Largement promue par les différents programmes politiques néolibéraux, dont la Stratégie européenne de Lisbonne est exemplaire[17], cette fusion repose sur l'idée de la dépendance de la croissance et de la concurrence économiques vis-à-vis des futures innovations technoscientifiques et, particulièrement, de celles issues des technologies biomédicales. La promesse d'une santé améliorée par les technosciences fait du secteur de l'innovation biomédicale — spécialement la nanomédecine — l'un des espaces du capitalisme technoscientifique les plus générateurs d'attentes et de spéculations.

Pour l'ensemble des États, toutes tendances confondues, la prospérité économique et le progrès social dépendent désormais de l'« innovation », aussi bien au niveau des stratégies d'organisation du travail qu'à celui de la production de la connaissance[18]. En ce sens, les transformations culturelles

---

16. National Centre for Programme Management (Romania) et National Centre for Research and Development (Poland), *Strategic Agenda for EuroNanoMed*, p. 15.

17. I. Bruno, *À vos marques, prêts, cherchez !*

18. F. Lesemann, « La société des savoirs et la gouvernance : la transformation des conditions de production de la recherche universitaire ».

consécutives au nouvel ordre postcolonial globalisé[19] font partie de l'histoire contemporaine du capitalisme et du rôle primordial qu'y joue l'innovation technoscientifique comme catalyseur de la concurrence économique entre les nations[20]. L'historien des sciences Patrick W. McCray remarque que l'intérêt global pour les nanotechnologies s'inscrit dans le contexte historique de l'après-guerre froide marqué par le déplacement des grands conflits internationaux de l'arène militaire vers celle du marché globalisé où les technosciences concentrent une part majeure des efforts stratégiques des États[21]. Loin de n'engager que la troïka des leaders technoscientifiques traditionnels (États-Unis, Japon et Europe) — qui ont investi précocement et massivement dans les nanotechnologies —, ces efforts stratégiques engagent également les « nouveaux entrants » issus des économies émergentes, spécialement la Chine, l'Inde et la Corée du Sud, qui disposent d'imposants moyens financiers et jouent un rôle de plus en plus important en nanomédecine[22]. En 2011, sur les quelque 10 milliards de dollars de fonds globaux alloués par plus de soixante pays engagés dans le développement des nanotechnologies, la Chine (2,25 milliards de dollars) a dépassé pour la première fois les États-Unis (2,18 milliards)[23], et est depuis le pays qui a le plus investi dans le domaine.

---

19. A. Hoogvelt, *Globalization and the Postcolonial World : The New Political Economy of Development.*

20. Sur les liens entre technoscience, capitalisme et globalisation, voir aussi L. Suarez-Villa, *Globalization and Technocapitalism : The Political Economy of Corporate Power and Technological Domination*; L. Suarez-Villa, *Technocapitalism : A Critical Perspective on Technological Innovation and Corporatism.*

21. W. P. McCray, « Will small be beautiful ? Making policies for our nanotech future », p. 184.

22. Voir l'étude de l'OCDE sur le développement mondial des nanotechnologies : C. Palmberg, H. Dernis et C. Miguet, *Nanotechnology : An Overview Based on Indicators and Statistics.*

23. « Global funding of nanotechnologies & its impact ».

Cet engagement stratégique de la Chine dans la recherche nanomédicale reflète l'importance économique que représentent ses promesses pour les grandes puissances du monde et, tout particulièrement, pour les puissances asiatiques. Malgré leur profonde différence idéologique, elles partagent la conviction que les nouvelles technologies biomédicales sont un moyen indispensable pour accroître leur pouvoir politique et dépasser l'humiliation coloniale en concurrençant les pays occidentaux sur le terrain de l'innovation technoscientifique. Les nouvelles technologies biomédicales représentent pour ces pays une véritable *Sputnik opportunity*, selon l'expression de l'anthropologue Aihwa Ong[24].

L'impulsion politique globale du développement de la nanomédecine s'enracine en somme dans un calcul politico-économique qui cherche à assurer aux différents pays concernés une position stratégique dans le marché des innovations nanomédicales. Elle se trouve ainsi au cœur de la construction de cet espace émergeant de la globalisation techno-économique que l'OCDE appelle la « bioéconomie ». Visant à promouvoir un système de production économique fondé sur l'innovation technoscientifique et l'exploitation du vivant comme ressource, la bioéconomie est le paradigme économique au sein duquel se développe la nanomédecine. Cette dernière recoupe en fait l'ensemble des champs d'innovations couverts par la bioéconomie, qui exprime les particularités, les tensions et les implications du modèle *global* de développement économique des soins de santé.

24. A. Ong et N. N. Chen, *Asian Biotech : Ethics and Communities of Fate*, p. 5.

Créer la bioéconomie

Bien que l'idée de bioéconomie ait été proposée pour la première fois au début des années 1970 par l'économiste américain Nicholas Georgescu-Roegen[25], son projet ne prend forme qu'au cours des années 1980 et 1990 dans le contexte d'intenses spéculations entourant l'avenir des biotechnologies et de la mutation parallèle du modèle économique de l'industrie biomédicale. C'est en 2006 qu'il trouvera sa formulation concrète dans un rapport de l'OCDE proposant un vaste projet de promotion d'une nouvelle conception « durable » de la croissance mondiale fondée sur les capacités des biotechnologies de prendre en main et de transformer le vivant[26]. Le futur d'une économie écologiquement viable reposerait selon ce rapport sur le potentiel de ces technologies à créer de la valeur à partir de l'exploitation des éléments biologiques fondamentaux. Pour l'OCDE, il ne fait aucun doute qu'à l'horizon 2030 la bioéconomie sera devenue l'un des secteurs les plus importants de l'économie globalisée.

Selon la définition donnée par l'OCDE la bioéconomie est un secteur de l'activité économique qui vise spécifiquement à « exploiter la valeur latente des processus biologiques et des bioressources renouvelables afin d'améliorer la santé et de générer une croissance et un développement durable[27] ». Dans le cas précis du secteur de la santé[28], la bioéconomie est considérée non seulement comme la solution d'avenir pour améliorer la santé, mais aussi comme un vecteur essentiel pour

---

25. N. Georgescu-Roegen, *The Entropy Law and the Economic Process.*

26. OCDE, *La bioéconomie à l'horizon 2030. Quel programme d'action ?*

27. *Ibid.*, p. 5.

28. La bioéconomie renvoie en effet à un large secteur d'activité économique qui englobe non seulement le domaine de la santé, mais aussi celui de l'énergie (biocarburants), de l'agroalimentaire (nouvelles variétés végétales, sélection des espèces, transgenèse et clonage animal, etc.) ou encore de la sylviculture (gestion des forêts).

la croissance globale. Elle associe l'amélioration de la santé au gain de productivité économique « durable » généré par l'exploitation de la « valeur latente » que contiendraient à l'état naturel les éléments et processus biologiques humains et non humains. Fondée sur un utilitarisme économique décomplexé, la perspective bioéconomique considère chaque corps humain comme un territoire naturellement porteur de « biovaleurs » que les nouvelles connaissances et les nouveaux procédés scientifiques permettraient désormais d'exploiter afin de créer des innovations biomédicales individualisées. Le corps est placé au centre d'une dynamique économique où il est non seulement le destinataire de ces innovations, mais aussi leur source. La bioéconomie présente ainsi un nouveau modèle économique centré sur l'individualisation du marché de la santé qui fait des futurs usagers de ces innovations biomédicales à la fois des consommateurs et des sources d'exploitation. Considéré comme un pur objet marchand, le corps devient *matière première* — décomposable, manipulable, transformable et échangeable — et *objet de consommation*.

Avec l'ambition d'élargir la productivité des soins de santé par la promotion d'un modèle économique fondé sur l'appropriation et la capitalisation du corps et de ses produits biologiques (tissus, cellules, gènes), la bioéconomie circonscrit le développement de son marché autour des innovations technoscientifiques relevant des secteurs les plus prometteurs de la recherche biomédicale contemporaine : la médecine prédictive, la médecine personnalisée et l'ensemble des thérapies expérimentales associées à la médecine régénératrice[29]. La nature transversale de la nanomédecine fait alors de celle-ci l'élément clé de la bioéconomie puisqu'elle englobe l'ensemble de ses secteurs d'application. La contribution de la

29. Pour une description détaillée des innovations et des secteurs de développement biomédicaux envisagés par la bioéconomie, voir le chapitre « Les applications des biotechnologies dans le secteur de la santé à l'horizon 2015 », dans *La bioéconomie à l'horizon 2030*, p. 126.

nanomédecine est attendue aussi bien dans la création de nouveaux types d'innovation pour le diagnostic prédictif et dans le traitement personnalisé (analyse moléculaire et vectorisation nanoparticulaire) que dans les nouvelles méthodes d'extraction, de conservation et d'exploitation des lignées cellulaires pour les thérapies régénératrices.

La bioéconomie ne résulte pas d'une simple stratégie d'anticipation commerciale. Elle est le produit d'une construction politique liée à la mise en pratique du néolibéralisme en tant que « mode de gouvernance[30] » du champ de la santé et de la recherche biomédicale pour leur donner une direction commerciale faisant de l'innovation une priorité. Le développement de la bioéconomie a été rendu possible par une série de réformes législatives et institutionnelles entamées au début des années quatre-vingt en pleine mise en œuvre des politiques néolibérales qui vont favoriser un modèle de recherche stratégique tourné vers l'innovation technoscientifique. Ces politiques contribueront à la création d'un contexte institutionnel et juridique propice à une plus ample commercialisation de la connaissance scientifique par la promotion du rapprochement entre le secteur privé et le milieu universitaire[31].

---

30. K. Birch, « The neoliberal underpinnings of the bioeconomy : the ideological discourses and practices of economic competitiveness ». Contrairement au discours usuel décrivant le néolibéralisme comme l'idéologie du libre marché et du désengagement de l'État, il faut plutôt le comprendre comme relevant plus généralement d'une redéfinition générale du rôle de l'État — en l'occurrence de l'État providence d'inspiration keynésienne — en tant que facilitateur du déploiement des lois et des forces du marché. Le néolibéralisme se comprend alors comme le résultat de la mise en place « par le haut » d'un mode de gouvernance organisé en vue d'imposer « vers le bas » sa logique de marché à l'ensemble des aspects de la vie sociale et, dans notre cas, sur celui de la recherche biomédicale. À ce sujet, voir P. Dardot et C. Laval, *La nouvelle raison du monde. Essai sur la société néolibérale.*

31. I. Bruno, *À vos marques, prêts, cherchez !*

Constituant le cadre politique du développement de la bioéconomie et de la recherche en nanomédecine, ce paradigme de l'innovation va s'installer sous l'impulsion d'une transformation des lois internationales sur la propriété intellectuelle, dont le *Bayh-Dole Act* va servir de modèle. Voté le 12 décembre 1980 par le Congrès américain, le *Patent and Trademark Law Amendments Act* (dit *Bayh-Dole Act*) a transformé en profondeur le régime juridique américain de la propriété intellectuelle en permettant aux universités et aux entreprises de breveter des découvertes faites grâce à des fonds gouvernementaux et de pouvoir en négocier une licence exclusive[32]. Mise en place afin de favoriser le transfert technologique et la commercialisation de la recherche, cette réforme va avoir un impact considérable sur le développement de la recherche biomédicale traditionnellement tournée vers l'*open science* à l'inverse de la logique privée de l'industrie pharmaceutique[33]. Encourageant l'appropriation privée, le modèle de brevetage proposé par le *Bayh-Dole Act* offre la possibilité de breveter toutes formes de découvertes liées au vivant. Un processus ou un organisme biologiques, une séquence génétique ou une lignée cellulaire deviennent potentiellement brevetables. Une telle réforme a été la condition de possibilité de l'émergence de la bioéconomie dans la mesure où elle a propulsé la recherche biomédicale dans une course au brevet et aux retombées commerciales des nouvelles méthodes de maîtrise technoscientifique du vivant.

Le *Bayh-Dole Act* constitue en ce sens un véritable tsunami législatif qui va jeter les bases juridiques de la marchandisation de la connaissance scientifique et des découvertes sur le

---

32. B. N. Sampat, « Patenting and US academic research in the 20th century : the world before and after Bayh-Dole ».

33. A. K. Rai et R. S. Eisenberg, « Bayh-Dole reform and the progress of biomedicine ».

vivant[34]. Son modèle de propriété intellectuelle sera repris dans un grand nombre de pays et son influence trouvera son point culminant avec l'entrée en vigueur le 1er janvier 1995 de l'*Agreement on Trade-Related Aspects of Intellectual Property Rights* (TRIPS). Proposé par l'Organisation mondiale du commerce, le TRIPS est un accord international qui harmonise la législation des droits de propriété intellectuelle en grande partie à partir du modèle commercial et de propriété privée du *Bayh-Dole Act*. L'économiste Philip Mirowski remarque que le TRIPS a implanté les prémisses juridiques à la globalisation du régime néolibéral d'appropriation de la connaissance nécessaire à la protection des intérêts privés des industriels américains et des multinationales dans un contexte de concurrence économique généralisée au cœur duquel la course à l'innovation technoscientifique fait rage[35]. Donnant une nouvelle forme globale aussi bien à l'activité universitaire qu'entrepreneuriale, le TRIPS a été appliqué au nom de la libéralisation des échanges internationaux, mais en faveur de la protection des investissements privés.

Ayant des répercussions dépassant largement les frontières américaines, le *Bayh-Dole Act* va favoriser un climat institutionnel encourageant la privatisation de la recherche biomédicale et pousser les chercheurs vers le transfert technologique. Au Québec, un exemple concret de l'implantation de ce climat fut la création en 1999 par le gouvernement provincial de Valorisation-recherche Québec, « organisme parapublic créé […] afin d'inciter les universités et les centres de recherche à mieux valoriser leur propriété intellectuelle et maximiser la retombée de leurs travaux de recherche[36] ». Il a

34. F. Orsi et J.-P. Moatti, « D'un droit de propriété intellectuelle sur le vivant aux firmes de génomique : vers une marchandisation de la connaissance scientifique sur le génome humain », p. 123-138.

35. P. Mirowski, *Science Mart : Privatizing American Science*, p. 116.

36. Extrait du document du Sénat français « La valorisation de la recherche dans les universités. Annexe 4 : Quelques éléments sur le rôle

notamment permis de créer quatre sociétés de valorisation ayant pour objectif de commercialiser la recherche issue des universités québécoises[37].

Implantées au sein même des établissements d'enseignement supérieur, ces sociétés offrent des « services de transferts technologiques » qui aident à breveter et à commercialiser les découvertes universitaires en proposant notamment des « portefeuilles de technologie[38] » à vendre aux entreprises intéressées. Plusieurs des chercheurs que nous avons interrogés ont dit avoir signé des ententes d'exclusivité avec ces sociétés afin de vendre les innovations qu'ils ont développées dans leur laboratoire grâce aux fonds de recherche publics. Univalor, la société de commercialisation et de transfert technologique associée à l'université de Montréal et Polytechnique, offre sur son site internet plusieurs innovations de nature nanomédicale, par exemple, des nouveaux biomarqueurs ou marqueurs génétiques, un test de diagnostic prédictif et une plateforme de ciblage pour médicaments[39].

Le développement de la bioéconomie sera ainsi favorisé par un climat entrepreneurial accueillant les chercheurs universitaires et leurs découvertes[40]. Le physicien britannique

---

de l'État dans le système de recherche et d'innovation israélien, québécois et finlandais ». Le gouvernement du Québec mettra fin en 2005 à Valorisation-recherche qui sera remplacé par le programme des Partenariats pour l'innovation.

37. Ces quatre sociétés ont des ententes d'exclusivité avec une ou plusieurs universités québécoises : Univalor (université de Montréal et Polytechnique), Sovar (université Laval), Valeo (Concordia et le réseau des universités du Québec) et MSBiV Valorisation (université McGill, université Sherbrooke et université Bishop). Depuis le 1er avril 2014, les activités des sociétés Valeo et MSBiV ont été intégrées dans la nouvelle société Aligo.

38. Les citations proviennent du site d'Univalor.

39. Pour une description détaillée des recherches, consulter la page « Nos technologies » sur le site d'Univalor.

40. D. C. Mowery, « The Bayh-Dole Act and high-technology entrepreneurship in U. S. universities : chicken, egg, or something else ? », p. 39-68.

John Ziman appelle ainsi « science post-universitaire » celle qui se tourne vers la commercialisation[41]. Soutenu par les politiques de financement de la recherche, ce nouveau climat a entraîné la redéfinition du travail scientifique et contribué à l'émergence d'une nouvelle figure du chercheur, particulièrement dans le domaine biomédical : « le « chercheur entrepreneur[42] ». Certes, ce n'est pas là une réelle nouveauté historique. Ce qui l'est tient plutôt à l'ampleur et à l'institutionnalisation de pratiques typiques de la sphère commerciale qui tendent à devenir une norme plus qu'une exception tolérée dans l'institution universitaire. Élément clé de la bioéconomie, le chercheur entrepreneur est loin de rester une figure théorique imaginée et encouragée par les politiques scientifiques. Il rend compte de l'activité de recherche typique effectuée dans de nombreux laboratoires universitaires, comme l'attestent plusieurs chercheurs que nous avons interrogés.

« Faire de la science pour faire de la science n'a pas beaucoup de sens… »

La dynamique bioéconomique qui anime la nanomédecine exige qu'on ait la propriété intellectuelle tant des méthodes et des dispositifs biomédicaux (tests prédictifs, vecteurs de médicaments, etc.) que des processus et des éléments vitaux (gènes, cellules ou tissus) en vue de les exploiter. Cela implique une certaine conception du travail de chercheur qui repose sur une activité de recherche biomédicale dont la finalité est de produire de l'innovation commerciale à partir de la maîtrise technoscientifique du vivant. Les entretiens que nous avons menés attestent que cette réalité est celle de la

41. J. Ziman, « "Postacademic science" : constructing knowledge with networks and norms », p. 67-80.

42. Y. Gingras, P. Keating et C. Limoges, « Du savant au chercheur entrepreneur ».

majorité des chercheurs interrogés. Presque tous sont détenteurs de brevets et plusieurs sont engagés dans des activités commerciales (*start-ups*, *spin-offs* ou partenariats industriels). Le directeur d'un important laboratoire universitaire français travaillant sur la vectorisation nanoparticulaire a d'ailleurs fait la remarque suivante : « Pour moi, la science et la technologie sont intimement liées. Il n'y a pas de technologie sans science et la science sans technologie n'a pas de sens. Le but de la science est de faire avancer la société, d'apporter un bien-être à nos compatriotes et concitoyens. Faire de la science uniquement pour faire de la science n'a pas beaucoup de sens… Certains chercheurs restent attachés à la science d'il y a dix ans ou vingt ans, ne veulent pas évoluer et sont un peu aigris de voir que beaucoup d'argent est donné aux nanotechnologies et moins à la chimie (la stéréochimie par exemple, chimie classique). L'enveloppe financière est limitée de sorte que ce qu'obtiennent les nanotechnologies ne va pas ailleurs. Ces gens-là sont finalement un peu dépités de ne pas travailler dans le bon secteur. »

Ces propos, que nombre de chercheurs interrogés ne partagent pas, sont néanmoins révélateurs du contexte de la recherche nanomédicale tournée vers l'innovation utile, brevetée. De ce point de vue, ceux qui se consacrent exclusivement à la recherche fondamentale ne vont pas dans le sens de la recherche actuelle. Donnant son propre exemple, le même chercheur a insisté sur l'importance de la création de brevets dans sa carrière. Il a ainsi été l'un des tout premiers à avoir découvert un procédé permettant de créer des nanoparticules biodégradables. Découverte pour laquelle il a déposé un brevet qui lui a permis de fonder une société européenne pionnière en nanomédecine. Aujourd'hui cotée en bourse, cette entreprise est à l'origine de l'un des premiers nanomédicaments, et développe actuellement plusieurs produits pour le traitement du cancer. Son objectif, dit notre interlocuteur, est de « sauver des vies », d'être utile. Mais être médicalement utile c'est aussi commercialiser des produits et en tirer des profits. Loin de l'idéal de désintéressement qui anime une certaine vision de la recherche biomédicale, ce témoignage donne plutôt à voir la figure typique du chercheur technoscientifique contemporain.

Cela dit, le succès commercial que nous venons d'évoquer est un cas atypique. Compte tenu du caractère hautement expérimental des différents secteurs de la nanomédecine, les recherches qui débouchent sur la commercialisation d'un produit sont loin d'être la norme. Le cas rencontré est cependant exemplaire de la centralité du rôle de l'*entrepreneurship* dans la réalité quotidienne des chercheurs en nanomédecine. Trois des chercheurs interrogés nous ont dit travailler dans des compagnies qu'ils ont cofondées et plusieurs autres ont explicitement fait état d'envisager des projets similaires. Caractéristiques d'une pratique qui s'est développée avec les biotechnologies, ces cas rendent compte de l'importance de la création de *start-ups* ou de *spin-offs* dans la dynamique de développement économique de la nanomédecine.

La compagnie franco-américaine Nanobiotix est exemplaire de la centralité de cette logique entrepreneuriale. Créée en 2003 grâce à un financement provenant de sociétés européennes de capital-risque, il s'agit d'une *spin-off* de l'université d'État de New York à Buffalo dont les bureaux sont à Paris. Son directeur général et cofondateur est Laurent Levy, spécialiste en nanomatériaux et vice-président de la Plateforme technologique européenne en nanomédecine (PTEN). Nanobiotix, lit-on sur son site, se concentre sur « le développement de son portefeuille de produits entièrement breveté » sous la marque NanoXray comprenant trois produits en développement (les nanoparticules NBTXR3, NBTX IV et NBTX TOPO) dans le secteur des thérapies anticancéreuses personnalisées. Avec l'ambition de devenir le « numéro 1 » en nanomédecine, l'entreprise rend non seulement compte de la logique entrepreneuriale au cœur de la nanomédecine, mais aussi de la spéculation qui pousse son développement économique. Significatif de la logique spéculative portant la croissance de la bioéconomie, l'espace économique de la nanomédecine se construit plus sur des promesses d'innovation que sur la vente de produits réels. Ainsi, dans un document produit pour l'Autorité des marchés financiers français (AMF), Nanobiotix affirme que, « [à] ce jour, la société ne peut garantir que ses développements de produits à base de nanoparticules, en cours ou futurs, aboutiront un jour, ni *a fortiori* dans des délais compatibles avec les besoins du marché[43] ».

Le cas de Nanobiotix permet de voir que la bioéconomie se développe au travers de processus financiers et spéculatifs fondés sur le « travail de la connaissance » (*knowledge labor*), c'est-à-dire la création de valeur à partir de droits de propriétés intellectuelles sur des découvertes issues de recherches produisant des biens ou avoirs « fictifs » (*fictious assets*)[44]. Le « travail de la connaissance » produit de la valeur sur la base de promesses d'innovations biomédicales. Si le projet d'une bioéconomie vise à créer un nouvel espace économique qui permettrait de réaliser des surplus en exploitant la « valeur latente » des éléments et processus biologiques par la création de biens ou de services « réels », il est en réalité largement dominé par un « régime de rentier » reposant sur le contexte de protection juridique de monopole des rentes engendré par les réformes néolibérales, le *Bayh-Dole Act* en tête.

Pour aider les entreprises commerciales comme Nanobiotix, les politiques scientifiques néolibérales soutiennent le développement d'organisations dont l'objectif est d'aider la commercialisation des recherches universitaires dans les différents secteurs de la nanomédecine. C'est le cas

43. Nanobiotix, « Document de référence (R. 14-002) », Autorité des marchés financiers, 27 janvier 2014, p. 10, en ligne.

44. K. Birch et D. Tyfield, « Theorizing the bioeconomy : biovalue, biocapital, bioeconomics, or… what ? ».

du Centre for Commercialization of Regenerative Medicine (CCRM) soutenu par les Réseaux de centres d'excellence du Canada (RCE). Les RCE ont été créés en 1988 par le gouvernement canadien pour réorienter la politique scientifique du pays autour de l'innovation[45]. Changement radical de la politique scientifique canadienne depuis la création en 1916 du Conseil national de recherches, l'accent y est mis sur les priorités du secteur privé par la création d'un système de financement ciblé promouvant les recherches à fort potentiel économique, la collaboration avec le secteur privé, le brevetage et la création de *spin-offs*.

Fondé en 2011 grâce à un soutien financier de 15 millions de dollars des RCE, le CCRM a pour objectif d'accélérer la commercialisation de la recherche canadienne en médecine régénératrice. Il regroupe des spécialistes de l'industrie de la santé et des chercheurs universitaires canadiens qui souhaitent soutenir l'innovation en médecine régénératrice par le biais de plateformes de développements commerciaux. Pour transformer la recherche scientifique en succès commerciaux, le CCRM propose un soutien logistique et financier aux chercheurs en les guidant vers des niches commerciales prometteuses[46].

Le directeur d'un influent laboratoire canadien en bio-ingénierie, qui a participé à la fondation et à la direction du CCRM, a expliqué ainsi la mission du centre : « La mission du CCRM est d'augmenter l'activité commerciale en médecine régénératrice. Pour cela, il faut se concentrer sur le développement de nouvelles technologies en médecine régénératrice prometteuses pour le traitement des patients. Nous nous concentrons sur trois plateformes techniques, reprogrammation cellulaire, production cellulaire et biomatériaux. »

---

45. J. Atkinson-Grosjean, *Public Science, Private Interests : Culture and Commerce in Canada's Networks of Centres of Excellence.*

46. Voir *Regenerative Medicine : Commercial Opportunities and Ontario's Strengths.*

L'intégration de la finalité commerciale le plus en amont possible de la recherche est pour lui la condition du progrès thérapeutique. La mission commerciale du CCRM est considérée comme essentielle non seulement pour que des solutions thérapeutiques voient le jour, mais également pour aider le développement économique du Canada dans un contexte de concurrence mondiale dont la course à l'innovation biomédicale est un élément essentiel. « Le Canada a la possibilité de jouer un rôle de leader en médecine régénératrice. Si on ne le fait pas, un autre pays le fera et on n'en tirera aucun bénéfice économique. Au niveau mondial, peu importe qui a financé le développement de telle ou telle recherche. C'est une course. »

Bien que la question de la concurrence économique dépasse largement la nanomédecine, plusieurs chercheurs se sont montrés particulièrement préoccupés par la place grandissante qu'occupe l'Asie et, particulièrement, la Chine dans le domaine de l'innovation biomédicale. « Quand j'ai commencé c'était l'Europe, les États-Unis, le Japon, alors que maintenant la Corée du Sud, Taiwan, Singapour, la Chine, mais aussi le Moyen-Orient deviennent des joueurs de plus en plus importants, dit un ingénieur biomédical. Il y a une diversification des acteurs. La concurrence s'intensifie. Ce ne sont plus les Occidentaux qui sont à la tête de l'investissement en science. La Chine, Singapour, Taiwan dépensent plus que nous. »

Un autre chercheur, cette fois en chimie bio-organique supramoléculaire, observe même une redistribution des pays à la tête de l'innovation biomédicale en faveur de l'Asie et se dit inquiet de voir le Canada devenir un acteur négligeable sur la scène internationale tant il est difficile de rivaliser avec certaines puissances asiatiques : « On observe un déséquilibre des forces. Les chercheurs canadiens sont de plus en plus défavorisés. Nos sources de financement sont restées à peu près les mêmes. Ça met énormément de pression sur notre capacité à entrer en concurrence au niveau international avec la Chine, l'Inde, mais aussi Singapour ou Taiwan. » Témoignage similaire sur la nécessité d'être concurrentiel de ce chercheur qui travaille sur la production de nouveaux procédés d'encapsulation de médicaments : « La force de la Chine est sa capacité à se concentrer dans un secteur donné. Elle le fait dans celui des nanotechnologies. Je suis personnellement convaincu que la Chine dominera le monde dans les prochaines années. Les Américains ne seront plus les meneurs. Si nous voulons avoir notre part du gâteau et réussir — avoir des parts de marché —, il faut être plus créatifs que les Chinois. »

« Parts de marché », « compétitivité », tels sont les maîtres mots du chercheur entrepreneur soutenu par les politiques scientifiques. Le souci commercial des chercheurs et l'engagement de plusieurs d'entre eux dans des activités entrepreneuriales démontrent leur importance en tant qu'acteurs centraux du développement économique de la nanomédecine et, plus largement, de la bioéconomie. L'espace bioéconomique se développe sous l'impulsion croissante de *start-ups* et de PME fondés par des chercheurs, remettant en cause la domination sans partage des grandes industries pharmaceutiques sur le marché de la santé. Nous y reviendrons. Mais nous souhaitons auparavant nuancer la place de la logique d'innovation commerciale dans le discours des chercheurs interrogés. Car elle ne définit pas, bien entendu, l'ensemble du rapport des chercheurs à leur pratique. Bien que cette logique soit caractéristique du modèle de la recherche biomédicale dans lequel s'inscrit la nanomédecine, plusieurs, au Canada comme en France, maintiennent à l'égard de ce dernier une distance critique.

Des chercheurs inquiets

La directrice d'un laboratoire canadien en médecine régénératrice a souligné en entretien l'influence qu'a eue la logique de commercialisation sur ses recherches et à quel point cette mentalité entrepreneuriale a bouleversé sa propre pratique scientifique au cours des années : « Je pensais peu au début de ma carrière à la commercialisation, la propriété intellectuelle, les brevets, etc. Mais le programme de subventions canadien encourage maintenant vraiment cette attitude. Ceux qui reçoivent de grosses subventions pour leur recherche, c'est parce qu'ils démontrent qu'ils sont partenaires avec des compagnies, qu'il y a possibilité de commercialiser un produit. Toutes les demandes de subventions se font sous cet angle-là aujourd'hui et les critères de cette nature augmentent chaque année. Un chercheur est pratiquement forcé de détenir des brevets ; cette propriété intellectuelle est nécessaire pour obtenir l'argent pour poursuivre la recherche. Cela me dérange parce que je crois que certains types de recherches ne se feront plus, celles dont les résultats apparaîtraient dans cinquante ans. Au Canada, on encourage beaucoup la recherche qui donne des résultats à court terme. Mais si on fait ça au cours des dix prochaines années, qu'est-ce qui va arriver après ? Il n'y aura pas de nouvelles connaissances qui vont permettre le développement de nouvelles technologies. Je comprends le souci de commercialisation, c'est important pour l'activité économique. Mais il y a un déséquilibre entre recherche fondamentale et recherche appliquée. »

Plusieurs autres chercheurs ont également exprimé leur inquiétude à l'égard de la tendance marchande des programmes de subventions de recherche. À leurs yeux, ces programmes sont avant tout conçus pour répondre aux exigences économiques à court terme de l'industrie, mettant du même coup en danger la recherche fondamentale qui demande plus de temps. C'est ce qu'exprimait par exemple un biochimiste détenteur d'une chaire de recherche du Canada : « Depuis plusieurs années, c'est difficile d'obtenir du financement pour de la recherche fondamentale. Le fait de favoriser la recherche appliquée parce qu'elle procure des résultats rapides, utiles pour l'industrie, nuit à mon avis énormément à la recherche. Toute recherche, qu'elle soit appliquée ou non, doit établir ses bases sur la recherche fondamentale. Financer de la recherche parce qu'elle est à la mode ou parce qu'elle convient à certains types d'entreprises, c'est en fait suicidaire à long terme parce que c'est empêcher le développement de recherches fondamentales qui viendront soutenir la recherche appliquée. On est dans un mouvement qui va plutôt vers l'application que vers le fondamental. Aussi l'économie mondiale influe-t-elle beaucoup sur le Canada. C'est la compétitivité économique à court terme qui a dicté les choix politiques de nos dirigeants qui ne sont peut-être pas les bons à long terme. C'est le néolibéralisme actuel qui est la façon de faire de par le monde, qui dicte les règles de la recherche actuelle. Les acteurs économiques sont aussi les acteurs politiques qui sont eux-mêmes les acteurs scientifiques. »

Cette vive critique du système de financement stratégique et de sa logique à court terme traduit également une inquiétude à l'endroit de la formation de la future génération de chercheurs. Un tel système pousserait trop les jeunes chercheurs vers la recherche appliquée ce qui risque d'atrophier leur capacité à innover scientifiquement : « La prochaine générations de chercheurs canadiens n'aura plus la formation suffisante pour mener une recherche fondamentale adéquate puisque ce type de recherche n'aura pas été menée par les gens de ma génération. Elle n'aura donc pas été enseignée, n'aura pas été promue par les chercheurs de ma génération. Et toutes les bases fondamentales que nous n'acquérons pas actuellement seront acquises par d'autres pays. On va prendre du retard, c'est certain ! » Même inquiétude chez cette chercheuse : « Les futurs chercheurs sont davantage amenés à réfléchir selon les termes de l'industrie, pour répondre aux attentes de l'industrie. En génie, c'est vraiment ça. Les fonds de recherche fondamentale diminuent. De plus en plus de subventions sont obtenues en fonction d'un partenariat avec l'industrie. On produit ainsi des jeunes chercheurs davantage portés à interagir avec l'industrie. »

Les jeunes chercheurs reçoivent en effet de plus en plus une formation marquée par cette mentalité entrepreneuriale. Par exemple, malgré les critiques qu'elle fait de cette dernière, une chercheuse mentionne être responsable d'un séminaire de recherche ayant explicitement pour but d'initier les étudiants de maîtrise et de doctorat à la réalité commerciale de leur recherche : « Dans ce séminaire, j'explique comment le système fonctionne, que la propriété intellectuelle en est un élément important, qu'il faut développer des inventions qui peuvent être commercialisées. J'ai notamment invité le manager de la commercialisation du CCRM à venir expliquer son travail. Un post-doc qui a réussi à commercialiser une de ses inventions est également venu raconter comment de son idée en laboratoire il en est venu à conclure un partenariat commercial. C'est pour les intéresser, pour leur montrer cet autre aspect du métier. On m'en a peu parlé quand j'étais étudiante, peut-être que ça aurait été bon qu'on m'en dise davantage parce que ce n'est que plus tard dans ma carrière que j'ai été confrontée à la question du financement de la recherche. Pour faire fonctionner un laboratoire, il ne faut pas négliger l'aspect commercialisation. Je pense que les étudiants aujourd'hui y sont bien plus sensibles que nous l'étions, il y a beaucoup de professeurs d'ailleurs qui ont des *spin-offs.* »

Pour un chercheur français en nanopharmaceutique, cette mentalité commerciale a d'importantes conséquences sur la marge de liberté du chercheur et ses choix de recherche : « Aujourd'hui on a moins de liberté pour se faire financer. On est très conditionné par la nature de l'appel d'offres. En France, il faut qu'on se plie aux conditions des appels d'offres de l'Agence nationale de recherche. C'est pareil pour la collaboration avec l'industrie. En fait, les industriels nous disent : "Voilà, on a un problème. Est-ce que vous pensez que les nanotechnologies peuvent le résoudre ?" »

Enfin, un autre aspect critique relevé par un chercheur à l'École centrale en France concerne l'impact social du « raccourcissement du processus d'industrialisation » de l'innovation technologique. Pour lui, le fait de vouloir commercialiser le plus rapidement possible des technologies dont nous n'avons pas encore mesuré toute l'ampleur des conséquences sociales pose un problème éthique face auquel le chercheur ne peut rester muet : « Je ne peux pas dire que je suis très à l'aise avec le processus des technosciences de manière générale. Un point qui est pour moi extrêmement défavorable est le raccourcissement du processus d'industrialisation. J'aimerais pouvoir faire de la recherche sur la durée sans être obligé d'industrialiser quelque chose. Que ce soit possible d'industrialiser quelque chose, c'est parfait. Toutefois, que l'on soit obligé de le faire, ça me paraît non seulement contre-productif, mais dangereux. Un exemple flagrant, ce sont les tests génétiques pour le grand public aux États-Unis. On ne réfléchit pas aux questions sous-jacentes, mais on peut commercialiser. Devant cela, on ne peut pas rester indifférent. »

Chapitre 5

Les implications du modèle bioéconomique émergent

> Une vision centrée sur la technologie est en soi déjà erronée. La technologie va fonctionner, mais pour qui ?
>
> Un chercheur

Loin d'être homogène, l'espace bioéconomique se construit autour des trois grands secteurs expérimentaux de la nanomédecine : médecine prédictive, médecine personnalisée et médecine régénératrice. Alors que les grandes entreprises pharmaceutiques (*Big Pharma*) dominent le marché de base des produits biotechnologiques en santé [1], le développement de l'espace bioéconomique est soutenu en grande partie par les efforts de recherche des *start-ups* et des PME nourries par les avancées des laboratoires universitaires.

Une étude de la Commission européenne sur le marché de la nanomédecine montre que la recherche d'innovations commerciales est largement concentrée autour des *start-ups* et des PME (76 %) qui travaillent souvent simultanément sur

1. OCDE, *La bioéconomie à l'horizon 2030*, p. 195.

plusieurs projets[2]. Prenons à nouveau le cas de Nanobiotix : malgré sa petite taille (trente employés), la compagnie mène de front trois types d'innovations. Un tel modèle de développement rompt avec celui des grandes entreprises pharmaceutiques qui se concentrent plutôt sur des projets individuels — dont beaucoup ne laissent transparaître aucune information quant à leur nature et leur stade de développement — ou sur un petit nombre de produits issus des nanotechnologies, négligeable en termes de chiffre d'affaires.

Cherchant à attirer l'attention à la fois des investisseurs en capital de risque et de la *Big Pharma* pour se faire financer ou racheter, les *start-ups* et les PME sont très actives dans la promotion de leurs innovations expérimentales qui nécessitent de forts investissements[3]. Leur croissance dépend d'un « marketing de la promesse[4] ». Sur la page d'accueil de son site internet, Nanobiotix invite par exemple les investisseurs intéressés à participer à l'augmentation de son capital à faire la promotion de ses innovations. Contrairement à la logique des grandes industries pharmaceutiques, dont l'investissement va de préférence aux produits rapidement commercialisables à forte valeur ajoutée[5], ces compagnies se consacrent pour la plupart au développement d'innovations sur le long terme dans les secteurs expérimentaux de la recherche biomédicale. En ce sens, elles sont une force motrice centrale de la bioéconomie puisqu'elles contribuent à façonner son développement économique à partir des promesses technologiques de ces domaines.

---

2. V. Wagner *et al.*, *Nanomedicine : Drivers for Development and Possible Impacts*, p. 33.

3. OCDE, *La bioéconomie à l'horizon 2030*, p. 201.

4. K. Sunder Rajan, *Biocapital : The Constitution of Postgenomic Life*, p. 115.

5. C. Allary et J. Ozdowski, « Stratégies pour l'innovation pharmaceutique », p. 57.

Vers un marché individualisé de la santé ?

Dans *La bioéconomie à l'horizon 2030*, l'OCDE insiste sur le fait que ces promesses technologiques s'accompagnent d'un « changement radical » du marché actuel de la santé. Soutenu par la médecine personnalisée et sa « tendance à l'individualisation des soins de santé[6] », le modèle économique qui est le leur vient concurrencer et remettre profondément en cause celui des grandes industries pharmaceutiques.

L'OCDE remarque en effet que les méthodes de traitement plus individualisées proposées par les innovations moléculaires et cellulaires pourraient « avoir des répercussions très profondes sur le modèle économique actuel des grandes industries pharmaceutiques intégrées verticalement, qui se fonde sur les recettes tirées d'un petit nombre de médicaments vedettes (générant plus d'un milliard de dollars américains de chiffre d'affaires par an) pour couvrir les frais élevés de recherche et développement[7] ». Dominant aujourd'hui encore le marché de la santé, le modèle économique de la *Big Pharma* est celui du *blockbuster business*[8] qui compte sur le plus grand nombre possible de consommateurs. Sa production en série propose des produits à dosage uniforme (*one-size-fits-all*)[9]. La tendance à l'individualisation implique, elle, l'« étroitisation du marché[10] » de la santé, la dé-standardisation de l'offre des produits biomédicaux, faisant écho au nouveau rapport à la santé et au corps caractéristique du processus de biomédicalisation qui touche des individus spécifiques, c'est-à-dire des niches étroites de marché.

6. OCDE, *La bioéconomie à l'horizon 2030*, p. 206 et 205.

7. *Ibid.*, p. 204.

8. Pour une description synthétique de ce modèle, voir J. Gilbert, « Rebuilding big pharma's business model ».

9. L. Lesko, « Personalized medicine : elusive dream or imminent reality ? », p. 808.

10. OCDE, *La bioéconomie à l'horizon 2030*, p. 204.

Prenant le cas de la médecine régénératrice, l'OCDE note qu'elle « cadre mal » avec le modèle pharmaceutique dominant car « lorsqu'on utilise des cellules souches autologues, on ne dispose pas de produit normalisé et breveté à vendre ». Ainsi, « [c]omme cette médecine utilise souvent les propres cellules […] du patient pour diminuer le risque de rejet, il est peu probable qu'elle épouse le modèle économique actuel du secteur pharmaceutique[11] ». Voilà pourquoi les nouveaux traitements fondés sur le génie cellulaire et les cellules souches ont de bonnes chances de remplacer les produits pharmaceutiques traitant les maladies chroniques comme le diabète, l'arthrite ou la démence, et de profondément bouleverser ce marché. Au lieu de recourir à un médicament produit en série par un industriel, le patient utilise ses propres éléments vitaux comme base du produit thérapeutique. La médecine régénératrice suppose de la sorte un modèle économique dans lequel la production de valeur repose sur l'exploitation du corps du patient. Qui devient par conséquent producteur de « biovaleur[12] ».

Autre cas de figure, celui des thérapies ciblées en oncologie où il s'agit d'encapsuler dans un vecteur nanométrique le dosage thérapeutique approprié en fonction des particularités de la condition biologique individuelle du patient. Le dosage de type *one-size-fits-all* ne convient plus ; à sa place, il faut un « dosage spécifique[13] ». La valeur du produit reposera donc sur l'exploitation de la spécificité du corps pris individuellement comme source.

Pour l'OCDE, ces technologies individualisées ne peuvent espérer dégager des revenus aussi élevés que ceux des « médicaments vedettes ». Les revenus d'un tel modèle viendront donc plutôt de la diversification des médicaments et des

11. *Ibid.*, p. 204 et 207.
12. C. Waldby et R. Mitchell, *Tissue Economies*.
13. L. Lesko, « Personalized medicine : elusive dream or imminent reality ? », p. 809.

traitements qui requiert naturellement une nouvelle approche de la consommation des soins de santé basée sur la création d'un vaste marché de biens et de services technoscientifiques offerts à ceux qui désirent prendre en charge leur individualité biologique.

L'une des conséquences importantes de cette dynamique est un bouleversement des méthodes d'évaluation clinique dans la mesure où elle requiert de plus en plus la participation des patients comme sujets dans les essais expérimentaux, faisant ainsi de la clinique un lieu d'expérimentation. Si, dans un contexte de bioéconomie, le travail des chercheurs dans les laboratoires universitaires sert à produire de la valeur sous forme de propriété intellectuelle à partir de promesse d'innovations, il implique aussi parallèlement un « travail clinique » en ceci que le corps du patient est inséré dans une dynamique économique comme force de travail[14]. La notion de « travail clinique » renvoie à la réalité pratique des méthodes d'exploitation du corps que requiert une grande partie des innovations nanomédicales.

Quand l'innovation devient expérimentation

Poussés par la recherche d'innovations centrées sur l'individualité biologique, les nouveaux marchés de la santé sont de plus en plus des lieux d'expérimentation où le patient fait partie *in corpore* des phases d'essais. Selon Melinda Cooper, l'expérimentation est au cœur des nouvelles stratégies d'affaires des compagnies biomédicales qui, prises dans des logiques financières exigeant des résultats concrets rapides, poussent à repenser le lien entre l'expérience scientifique et le traitement clinique dans l'optique d'accélérer le processus

14. M. Cooper et C. Waldby, *Clinical Labor*.

d'innovation[15]. Cela suppose une remise en question radicale des méthodes d'évaluation clinique, dont le développement de notions comme celles de « recherche translationnelle » et d'essai clinique de « phase 0 » est exemplaire.

Si ces nouvelles pratiques demeurent encore marginales dans le champ biomédical, elles traduisent néanmoins un mouvement de fond épistémologique dans la conception et l'encadrement des méthodes d'évaluation clinique caractérisé par le désir d'accélérer le processus d'innovation en permettant par exemple que, dès les essais cliniques, on expérimente certaines innovations très expérimentales sur des sujets humains. À cet égard, leur logique scientifique est radicalement différente de celle des essais cliniques randomisés de l'industrie pharmaceutique. Pour évaluer l'efficacité et les effets secondaires de traitements au stade expérimental, les essais randomisés cherchent à répondre à une question scientifique par la réduction progressive de l'incertitude. Leur objectif est de *maîtriser au maximum l'incertitude* qui accompagne les nouveautés thérapeutiques par l'évaluation de leurs effets indésirables. La « recherche translationnelle » et les essais de « phase 0 », eux, visent au contraire à *produire de l'incertitude* pour créer de l'innovation. Portés par un discours de « démocratisation » de la science, ils ont pour finalité d'utiliser le « travail clinique » du corps du patient par la production d'effets de transformation somatique, c'est-à-dire de phénomènes biomédicaux pour produire de l'innovation. Leur logique en est une d'expérimentation plutôt que d'évaluation.

Prenons le cas de la recherche translationnelle. Soutenue officiellement par la Food and Drug Administration (FDA) et la European Medicines Agency afin d'accélérer le développement des thérapies ciblées en oncologie, elle a pour

15. M. Cooper, « The pharmacology of distributed experiment : user-generated drug innovation ».

but de tester sur des humains de nouvelles stratégies thérapeutiques issues de l'expérimentation[16]. « Il s'agit d'une nouvelle forme d'expérimentation sur des sujets humains fondée sur un partenariat scientifique et économique entre l'industrie, l'université, le milieu médical et les patients[17]. » Selon la description donnée sur son site par le Consortium de recherche en oncologie clinique du Québec, « la recherche translationnelle se concentre sur l'abolition des barrières entre chercheurs, équipes médicales et patients ». Elle est fondée sur un principe d'aller-retour entre « le laboratoire et le chevet du patient » (*bench to bedside and bedside to bench*) et prévoit non seulement d'utiliser des échantillons biologiques prélevés sur des patients pour les étudier en laboratoire, mais également de mettre au point et de tester des technologies expérimentales dans le processus de soin des patients. Ces technologies touchent l'ensemble de la nanomédecine.

L'idée à la base de la recherche translationnelle est d'établir une boucle de rétroaction entre le laboratoire et la clinique dans l'optique de nourrir l'innovation. Toutefois, le retour de cette boucle — du « laboratoire » vers le « chevet du malade » — est très limité. L'éditorial du premier numéro du *Journal of Translational Medicine* insiste sur deux éléments bien particuliers qui en font état. D'une part, dit l'auteur, les questions scientifiques sont peu comprises par les cliniciens effectuant les expérimentations issues des recherches en laboratoire. D'autre part, avoue-t-il crûment, il est difficile pour les chercheurs de laboratoire d'avoir affaire à des humains qu'ils ont du mal à prendre en compte[18]. Autrement dit, la recherche translationnelle traduit plutôt un effort unidirectionnel pour tester directement sur les sujets de nouvelles techniques et stratégies de soin pouvant mener à une innovation. Elle est

16. F. M. Marincola, « Translational medicine : a two-way road », p. 1.
17. C. Lafontaine, *Le corps-marché*, p. 240.
18. F. M. Marincola, « Translational medicine », p. 1.

soutenue par une logique proactive et marchande qui ne manifeste pas une grande considération éthique pour les personnes qui participent au processus. Ce qui lui importe est simplement de court-circuiter les protocoles d'essais traditionnels en passant directement du laboratoire aux patients et vice versa[19]. Un chercheur activement engagé au CCMR dans la promotion de la recherche translationnelle a souligné que celle-ci est aujourd'hui la véritable *buzz line*[20] de la recherche biomédicale de pointe qui cherche de nouveau modèle permettant d'accélérer le transfert technologique vers le marché.

Suivant la conception qui traverse les politiques scientifiques actuelles, particulièrement les initiatives en nanomédecine qui visent à un « transfert de technologie rapide et efficace en collaboration avec le secteur privé[21] », la recherche translationnelle est loin d'être théorique[22]. Elle est promue dans les universités du monde entier. L'Institut de recherches cliniques de Montréal, affilié à l'université de Montréal, propose par exemple une formation multidisciplinaire en médecine cellulaire axée sur elle. Une telle formation a explicitement pour objectif de préparer les étudiants à un contexte professionnel arrimé aux besoins de l'innovation qui croise la recherche universitaire, la clinique et l'industrie biomédicale. La clinique est ainsi de plus en plus comprise comme un lieu de « translation » devant générer de l'innovation. Elle perd une partie de sa mission de soin au détriment d'un objectif d'expérimentation à visée explicitement commerciale.

---

19. C. Lafontaine, *Le corps-marché*, p. 240.

20. Pour une analyse du rôle des *buzzwords* dans la construction de l'espace technoscientifique, voir B. Bensaude-Vincent, « The politics of buzzwords at the interface of technoscience, market and society : the case of "public engagement in science" ».

21. Instituts de recherche en santé du Canada, *Médecine régénératrice et nanomédecine. Investir aujourd'hui dans la promesse de demain*, p. 7.

22. A. Cambrosio *et al.*, « Mapping the emergence and development of translational cancer research ».

Les essais cliniques de phase 0 participent également de cette logique. Face aux critiques des compagnies pharmaceutiques qui estiment leur industrie en crise[23], le U.S. Department of Health and Human Services et la FDA ont publié en 2004 un document dans lequel ils faisaient état du déclin général des innovations biomédicales[24], plus connu sous le nom de *pipe problem*. La FDA, l'industrie pharmaceutique et le National Cancer Institute se donnent alors comme objectif de revoir les règles d'encadrement des approches exploratoires et de protection des sujets humains que les industriels considèrent comme l'une des causes principales du déclin de l'innovation médicale. Dans un rapport, ils introduisent la notion d'« étude microdoses[25] », plus connue sous le nom d'essais cliniques de phase 0.

Fondamentalement différent de l'essai clinique de phase 1, qui cherche à répondre à une hypothèse[26], l'essai de phase 0 explore de nouvelles hypothèses en observant les effets, sur un petit groupe de patients, de microdoses admi-

23. Sur cette question, voir l'ouvrage très éclairant de P. Pignarre, *Le grand secret de l'industrie pharmaceutique.*

24. U. S. Department of Health and Human Services and FDA, *Challenge and Opportunity on the Critical Path to New Medical Products.*

25. U. S. Departement of Health and Human Services, FDA, et Center for Drug Evaluation and Research, *Guidance for Industry, Investigators, and Reviewers. Exploratory IND Studies*, p. 9.

26. Traditionnellement, après la phase préclinique sur des modèles animaux, les essais cliniques se décomposent en quatre phases. La phase I est l'évaluation de l'innocuité du médicament auprès d'un petit groupe de sujets pour déterminer des doses sûres et détecter les effets secondaires. La phase II élargit la population test à cent personnes ou plus afin d'obtenir des données préliminaires sur son efficacité pour un traitement spécifique et raffiner l'évaluation et le dosage requis. La phase III élargit encore la population test à mille personnes ou plus pour confirmer l'efficacité du médicament et surveiller les effets secondaires. Enfin, la phase IV est celle de l'homologation et de la mise en marché. Elle implique souvent un suivi après la commercialisation du médicament.

nistrées d'un médicament expérimental[27]. Il a pour objectif de récolter *in vivo* des informations sur l'efficacité d'un dosage expérimental, c'est-à-dire des données provenant directement d'expériences réalisées sur le corps humain. Le but explicite de la phase 0 est d'accélérer l'évaluation des médicaments expérimentaux en évitant les études préliminaires de toxicité grâce à un microdosage qui a en principe peu d'effets secondaires[28]. La phase d'étude préclinique sur l'animal est alors presque totalement éliminée puisqu'il n'est pas nécessaire de prouver l'efficacité du médicament expérimenté avant la réalisation des tests *in vivo*[29]. Elle est par conséquent un autre moyen de passer outre les protocoles et les étapes des essais cliniques traditionnels. Pour l'industrie, le processus de contrôle du médicament s'en trouve écourté et le coût réduit.

En faisant tomber les barrières entre l'expérience de laboratoire et le soin clinique, de telles réformes ont pour effet d'introduire le corps du patient dans le processus d'innovation où il devient le matériel expérimental. Elles sont à l'origine d'un modèle d'affaires qui implique l'engagement de patients-cobayes dans des expérimentations à retombées commerciales. Ce « travail clinique » fait apparaître l'une des particularités essentielles du modèle économique auquel contribue la nanomédecine. Il sous-tend le développement d'un marché individualisé de la santé où la transformation technoscientifique du corps ne relève pas seulement d'une logique de consommation de la médecine, mais aussi d'une logique d'exploitation biologique qui renouvelle la problématique des « corps vils[30] ».

---

27. M. Cooper, « The pharmacology of distributed experiment », p. 27.

28. P. Keating et A. Cambrosio, « Clinical trials in the age of personalized medicine », p. 92.

29. P. M. Coloma, « Phase 0 clinical trials : theoritical and practical implications in oncologic drug development », p. 120.

30. G. Chamayou, *Les corps vils : expérimenter sur les êtres humains aux XVIIIe et XIXe siècles.*

Poussée par une pression continue à l'innovation, cette nouvelle logique d'exploitation économique du corps a aussi une dimension globale. Elle se développe sous la forme du phénomène croissant de la délocalisation des essais cliniques vers les pays en développement où elle renouvelle cette fois le problème du biocolonialisme, soit « la collecte de données biologiques chez des populations "exotiques" afin d'alimenter la recherche destinée principalement aux pays industrialisés[31] ».

De la bioéconomie au biocolonialisme

Le dix-neuvième siècle a mis en branle un vaste processus d'« expérimentalisation du monde » qui fait de tout phénomène empirique un potentiel objet d'expérimentation[32]. Au cœur du développement de la science moderne, la pratique expérimentale devient ce sur quoi repose le progrès médical, dont le célèbre ouvrage de Claude Bernard, *Introduction à l'étude de la médecine expérimentale*, est emblématique[33]. L'expérience *in corpore*, alors que prennent forme la biopolitique et la croissance du capitalisme, va trouver l'une de ses ressources essentielles dans le corps des prolétaires. Ce contexte politico-économique est aussi celui-ci de l'expansion coloniale. Ramenés au statut d'objets, les colonisés constituent un « réservoir » disponible et servile de corps expérimentaux. Les colonies deviennent de véritables laboratoires à ciel ouvert[34]. Le colonialisme s'est en somme accompagné d'un biocolonialisme.

Aujourd'hui, poussé par la course globale à l'innovation[35], les nouvelles thérapies expérimentales issues de l'ingénierie

31. C. Lafontaine, *Le corps-marché*, p. 145.
32. G. Chamayou, *Les corps vils*, p. 322.
33. C. Bernard, *Introduction à l'étude de la médecine expérimentale.*
34. M. Lock et V.-K. Nguyen, *An Anthropology of Biomedicine*, p. 178.
35. B. Salter, « State strategies and the geopolitics of the global knowledge economy : China, India and the case of regenerative medicine ».

tissulaire ou de la vectorisation nanoparticulaire ouvrent un nouveau chapitre du biocolonialisme[36]. Ce que Melinda Cooper appelle la « volonté d'expérimenter » attachée à ces thérapies ne se traduit pas seulement dans les nouvelles formes d'expérimentation clinique (recherche translationnelle, essai de phase 0)[37], mais aussi dans une importante dynamique historique de délocalisation des activités cliniques vers des *low-cost countries*[38], particulièrement la Chine, l'Inde, la Russie et les pays de l'ex-Union soviétique.

Les essais cliniques se répartissent désormais dans plusieurs zones géographiques, non seulement pour la réalisation de leurs différentes phases, mais également pour chacune d'elles. Le cas du CRLX101, une nouvelle approche pour combattre le cancer mise au point par la compagnie américaine de nanopharmaceutique Cerulean, témoigne de ce mouvement de délocalisation[39]. L'étude de phase I de ce traitement a été réalisée aux États-Unis, et l'étude de phase II, en Russie et en Ukraine[40]. Il n'est pas rare aussi de voir une phase d'essais réalisée dans plus de cinq pays à la fois sur différents continents. Une nouvelle forme d'organisation s'est d'ailleurs spécialisée dans l'offre de services aux compagnies pour les aider à organiser et à réaliser l'ensemble des différents stades d'essais cliniques menés en plusieurs endroits. Les Contract Research Organizations (CRO) guident leurs clients dans les différents systèmes de régulation. Leurs réseaux locaux

36. S. Nundy, M. Chir et C. M. Gulhati, « A new colonialism ? Conducting clinical trials in India ».

37. M. Cooper, « Clinical capital : neo-liberalism and the will to experiment (China and the US) ».

38. A. T. Kearney, « Make your move : taking clinical trials to the best location ».

39. Le CRLX101 est agent nanoparticulaire combinant une particule d'encapsulation pour la délivrance du médicament (un cyclodextrine) et une composante anticancéreuse (la camptothécine).

40. Toutes les informations concernant cette étude sont disponibles en ligne sur le site du gouvernement américain ClinicalTrials.gov.

leur permettent d'organiser pratiquement les essais en sélectionnant le lieu des tests, le bassin de population approprié ainsi que les médecins ou les universitaires compétents. Ils ont une connaissance parfaite des règles de chaque pays et entretiennent des relations privilégiées avec le personnel public, industriel, médical et universitaire des pays d'accueil. Comme le soulignent les économistes Philip Mirowski et Robert Van Horn, cette nouvelle forme d'organisation est caractéristique de la privatisation et de la commercialisation de la recherche scientifique dans le secteur biomédical[41].

Bien que ce soit dans les pays occidentaux que l'on mène encore le plus d'essais cliniques[42], les sites *offshore* se multiplient de manière exponentielle chaque année. Les taux de croissance les plus importants se situent désormais en Asie, en Europe de l'Est et en Amérique latine — pendant que celui des pays occidentaux baisse constamment. Avec un taux de croissance annuelle de leur capacité d'accueil de 47 % et de 33 %, la Chine et la Russie sont les pays qui connaissent le développement le plus fort, suivis de l'Argentine (26,9 %), de la République tchèque (24,6 %), de la Hongrie (22,2 %) et du Mexique (22,1 %)[43]. En 2009, la Chine avait plus de cent cinquante produits de type biotechnologique en essai sur son territoire et accueillait sept cent cinquante centres de recherche multinationaux[44].

En raison de la souplesse de sa législation sur les cellules souches, la Chine est particulièrement engagée dans des essais en médecine régénératrice. C'est également le cas de plusieurs

---

41. P. Mirowski et R. Van Horn, « The contract research organization and the commercialization of scientific research ».

42. En 2007, les pays qui en effectuaient le plus étaient les États-Unis (36 281), l'Allemagne (4 214), la France (3 226) et le Canada (3 032). Voir F. A. Thiers *et al.*, « Trends in the globalization of clinical trials », p. 13-14.

43. *Ibid.*

44. B. Salter, « State strategies and the geopolitics of the global knowledge economy ».

autres pays comme l'Inde, Taïwan ou la Pologne. La forte présence des compagnies biomédicales en Chine ne tient toutefois pas seulement à son environnement de recherche favorable, mais aussi à son potentiel commercial car ce pays est sur le point de supplanter le Japon au deuxième rang des marchés pharmaceutiques après les États-Unis[45].

Outre l'importante population et la diversité ethnique de ces pays, qui permettent une généralisation plus grande des résultats cliniques, d'autres facteurs d'ordre sociologique expliquent ce mouvement de délocalisation. Dans ces pays, les essais cliniques sont souvent le seul moyen d'avoir accès à des soins de santé pour les couches sociales les plus pauvres, c'est-à-dire une grande partie de la population qui se soucie peu des risques qui accompagnent la démarche clinique au stade expérimental. Ils sont considérés comme faisant partie intégrante des soins de santé depuis que, dans les années 1990, les États ont massivement adopté des politiques réformatrices d'inspiration néolibérale et privatisé le système de santé, en en réduisant considérablement l'accès[46]. C'est le cas de presque tous les pays de l'ex-Union soviétique dont le mode de développement économique a suivi les modèles prescrits par l'OCDE et le FMI. La Pologne et l'Ukraine par exemple ont adopté des politiques avantageuses pour les entreprises biomédicales et une partie de leur économie repose sur les tests cliniques réalisés sur leur territoire. En ce sens, le système économique de ces pays exploite le corps malade des populations les plus déshéritées pour accroître leur PIB national, contribuant ainsi au développement d'une forme de biopolitique néolibérale.

En Chine, la biopolitique de type maoïste, à bien des égards semblable à celle que l'on retrouvait en Occident (forte

---

45. K. Thomas, « For drugs makers, China becomes a perilous market ».

46. A. Petryna, *When Experiments Travel : Clinical Trials and the Global Search for Human Subjects.*

surveillance de la santé de la population et des conduites de vie avec la mise en place de dispositifs coercitifs comme l'enfermement), a été entièrement dissoute lors du démembrement du système de santé national à la suite des réformes de 1978[47]. Les réformes qui visaient à ouvrir la Chine à l'économie de marché ont eu pour conséquence de réduire l'accès aux soins pour les populations les plus pauvres issues surtout des campagnes, alors que le régime communiste maoïste leur avait offert jusque-là une certaine accessibilité aux services médicaux. Elles ont aussi permis aux hôpitaux chinois de réaliser des profits en légalisant des actes non cliniques comme le test et le développement de nouveaux médicaments ou technologies biomédicales. À cela s'ajoute la fin du régime de salaire standardisé pour les médecins hospitaliers remplacé par une prime calculée selon la rentabilité du professionnel : plus ses actes non cliniques sont lucratifs, plus son salaire sera élevé. Il s'en est ensuivi que plusieurs des médecins chinois ont délaissé une part des traitements traditionnels pour se consacrer à des projets privés, particulièrement des essais cliniques.

Un autre facteur expliquant l'attractivité de ces pays est la sous-médicalisation des patients qui y sont recrutés[48]. N'ayant pas eu ou ayant peu d'accès à d'autres formes de traitements, ces sujets permettent d'éviter les interférences entre médicaments. Cela augmente les chances d'obtenir des résultats démontrant une efficacité positive du produit et de voir la FDA en valider la mise en marché. De plus, les compagnies trouvent dans cette non-accessibilité initiale aux soins une justification « éthique » à leur activité dans ces pays. Lors d'entretiens avec des cadres d'une organisation de recherche contractuelle (CRO), l'anthropologue Adriana Petryna a constaté la récurrence de l'argument de

47. M. Cooper, « Clinical capital ».

48. S. Shah, *The Body Hunters : Testing New Drugs on the World's Poorest Patients*, p. 8.

leur utilité sociale dans leurs discours[49]. Or, un tel argument doit être fortement nuancé puisqu'une fois les tests cliniques terminés, si le traitement a un quelconque effet positif sur l'état du patient, celui-ci n'aura plus accès au produit qu'il a contribué à développer. Même si le produit en question devient disponible sur le marché pharmaceutique dans son pays, le patient sera bien souvent dans l'incapacité financière d'y accéder.

Dans une étude publiée par A. T. Kearney, *Make Your Move : Taking Clinical Trials to the Best Location*, la firme de conseils en stratégie et management propose un index permettant d'évaluer les pays les plus attractifs pour la réalisation d'essais cliniques. Les entreprises, conclut-on, ont tout intérêt à délocaliser leurs activités cliniques dans les pays dits à faibles coûts (*low cost*) —Asie, Europe de l'Est et Amérique latine. D'une part, parce qu'elles peuvent épargner de 30 % à 65 % de l'investissement en phase de tests par rapport à des essais réalisés sur leur territoire et, d'autre part, parce qu'elles peuvent mener des tests de phase III en six ou sept mois de moins, donc réduire significativement le délai de mise en marché.

Parmi les facteurs d'attractivité pris en compte par l'index — la population disponible, le prix de revient (main-d'œuvre, déplacements, etc.), la qualité de l'expertise, les infrastructures et l'environnement social —, les conditions de régulation occupent une place centrale dans le choix de la délocalisation. Par « conditions de régulation », il n'est pas simplement question de la protection de la propriété intellectuelle, mais également des mesures juridiques encadrant les essais. L'un des facteurs importants de l'attractivité d'un site *offshore low cost* est sa permissivité à cet égard. Plusieurs des chercheurs que nous avons interrogés ont confirmé ce point. Un bio-ingénieur nous a par exemple dit que « beaucoup de sociétés font déjà

49. A. Petryna, *When Experiments Travel.*

leurs essais en Chine car l'aspect normatif y est beaucoup plus souple. L'absence de réelle politique de déontologie de la recherche en Chine fait que c'est plus facile de faire de la recherche là-bas et aussi à moindre coût. »

À l'image de la Chine, plusieurs pays sont de véritables « paradis de la recherche », pour reprendre l'expression d'un chercheur en génie biochimique : « Il y a beaucoup d'interdits qui n'existent pas dans certaines zones géographiques. On y fait la recherche que d'autres ne veulent pas faire. Comme avec les paradis fiscaux, il y a des "paradis de la recherche" où les gens peuvent faire à peu près ce qu'ils veulent. Il y a plusieurs pays comme ça. En ce moment c'est la Chine. » L'Europe de l'Est est également une région où on peut contourner certaines normes. Une chercheuse évoque le cas d'un collègue qui réalise des tests en Pologne, où il est plus facile d'obtenir des cellules souches.

Un autre avantage de la souplesse juridique de ces « paradis de la recherche » est de pouvoir contourner la réglementation de la FDA quant à l'utilisation de placébos dans des groupes tests pour évaluer l'efficacité d'un nouveau traitement[50]. L'organisme n'autorise la réalisation de tests placébo sur le territoire américain que s'il n'existe aucun traitement déjà disponible ou plus efficace que le placébo lui-même et dont pourraient déjà bénéficier les patients malades soumis à un groupe test[51]. Cette restriction juridique limite considérablement le risque de voir tester trop rapidement des innovations qui pourraient se révéler nocives pour la santé. Afin de contourner cette loi et arriver quand même à prouver l'efficacité de leurs produits, plusieurs compagnies américaines mènent leurs tests à l'étranger dans des pays où cette obligation ne s'applique pas, comme la Hongrie et

50. Voir le chap. 2, « The placebo control », de S. Shah, *The Body Hunters*, p. 18-35.

51. B. Freedman, « Placebo-controlled trials and the logic of clinical purpose ».

plusieurs pays des Balkans. Elles peuvent alors soumettre les résultats sans s'inquiéter de voir leur recherche écartée par la FDA, qui ferme les yeux sur cette stratégie d'évitement de la norme. Dans ce cas bien précis, la délocalisation des essais cliniques a clairement pour effet de faire des populations de ces pays des cobayes humains, et cela même avec l'assentiment implicite de la FDA. Adriana Petryna évoque un tel exemple de tests précliniques où l'injection de nanoparticules expérimentales aurait été réalisée sur plusieurs groupes recrutés dans le sud de l'Inde pour en tester la toxicité initiale avant la réalisation des essais de phase 1[52]. L'enjeu commercial des essais de phase 1 est considérable pour les compagnies car c'est là que se décide l'avenir d'une innovation biomédicale.

Trois autres cas tout aussi troublants nous ont été mentionnés par des chercheurs québécois. Un chercheur spécialisé dans la vectorisation nanoparticulaire a été contacté par des chercheurs de l'armée chinoise pour tester une nouvelle méthode d'administration de vaccin utilisant des nanoparticules alors qu'il n'était qu'à un stade très expérimental de ses recherches : « Ils étaient prêts à faire des essais cliniques immédiatement sur leurs soldats avec des produits que nous avions fabriqués dans le laboratoire. Je ne sais pas si cela se serait vraiment fait, mais au téléphone on me disait qu'ils étaient prêts à tester les échantillons. C'est incroyable. Du point de vue éthique, c'est inacceptable. C'est un laboratoire universitaire. J'ai des collègues qui travaillent sur d'autres pathogènes. Je ne peux pas garantir un niveau de qualité GMP [*good manufacturing practice*], c'est absolument impossible. On ne peut injecter à des humains des produits comme ceux-là. On fait des essais sur les souris dans notre laboratoire, mais pas sur l'humain. »

Le directeur d'un important laboratoire montréalais a eu une expérience similaire avec des chercheurs d'un hôpital chinois qui l'ont contacté à la suite de la publication d'un

---

52. A. Petryna, *When Experiments Travel*, p. 92.

article pour lui offrir de tester sa technologie de délivrance de médicaments : « À l'époque, il y a plusieurs années, on n'était pas prêt à faire des tests *in vivo* sur les humains. On avait fait quelques expériences sur un porc. Il n'y avait même pas de médicaments, c'est dire… Je leur ai expliqué que la technologie n'était pas au point. Mais cela ne semblait pas poser problème. Ils étaient prêts à tester notre technologie sur des patients en phase terminale. Ça donne une idée du fonctionnement là-bas, c'est beaucoup plus souple. »

Enfin, un chercheur rapportait cette statistique : « Je lisais sur les ultrasons focalisés de haute intensité (*high-intensity focused ultrasound*) qui n'ont toujours pas reçu l'approbation de la FDA pour être testés sur certains types de cancer. En Europe, ils ont fait quatre ou cinq tests sur les humains. Mais en Chine, il y en a déjà eu mille cinq cents ! On peut imaginer l'ampleur du phénomène. »

Loin d'être anecdotiques, ces quelques exemples rendent compte de la course à l'expérimentation qui vise à accélérer la dynamique de mise en marché des innovations de la nanomédecine en court-circuitant les normes scientifiques, juridiques et éthiques des essais cliniques.

Le coût humain de la nanomédecine

Plusieurs chercheurs sont sceptiques à l'égard des discours qui soutiennent que la nanomédecine permettrait une plus grande accessibilité aux traitements de pointe et donc une répartition plus égalitaire des innovations biomédicales. Certains observateurs soulignent le coût élevé du développement de la nanomédecine comme facteur probable d'inégalité d'accès aux innovations en santé[53]. Ce problème risque non

53. J. Timmermans *et al.*, « Ethics and nanopharmacy : value sensitive design of new drugs » ; S. Arnaldi et M. Piccinni, « Nanotechnologies and

seulement de contribuer à accroître le fossé déjà existant entre les pays occidentaux et les pays en développement, mais aussi entre les catégories sociales les plus aisées et les plus démunies. Les politiques de santé qui poussent au développement de la nanomédecine menacent d'accentuer ce que Didier Fassin appelle la « bio-inégalité », soit la production des inégalités de vie associées à la classe sociale et à l'origine ethnique dont les conséquences sont d'engendrer de la souffrance, des maladies ou même la mort[54]. Et cela particulièrement pour les populations des pays les plus pauvres.

Vu leur long cycle de développement (de quinze à vingt ans) et les investissements à haut risque qu'elles impliquent, il faut craindre que les innovations en nanomédecine viennent renforcer cette logique bio-inégalitaire car les compagnies dans ce secteur cherchent un bon retour sur leur investissement[55]. C'est ce que relève par exemple un ingénieur spécialiste dans la création de nanoparticules médicales : « Le plus grand enjeu sera de faire bénéficier ces technologies au plus grand nombre de personnes parce que ces grandes découvertes exigent énormément d'investissement. Est-ce que seuls les très riches pourront bénéficier de ces technologies de pointe ? Notre objectif est de les rendre un jour accessible à tous. Évidemment, on sait que c'est illusoire, que ça n'arrivera pas, mais on doit tendre vers ça. L'histoire nous enseigne que si on investit cinq cents millions pour développer une nanostructure qui traite telle maladie, la rentabilité devra s'ensuivre. Il n'existe pas de mécénat qui permettrait de développer des technologies sans que personne ne fasse de profits. »

Afin de s'assurer un retour sur l'investissement intéressant, les compagnies en nanomédecine se consacrent majoritairement à des innovations permettant de traiter les maladies

---

equal access to healthcare » ; D. Bennett-Woods, *Nanotechnology : Ethics and Society.*

54. D. Fassin, « Another politics of life is possible ».

55. J. Timmermans *et al.*, « Ethics and nanopharmacy », p. 277.

les plus communes dans les pays riches et non celles qui sont les plus répandues globalement — 90 % des maladies touchent les populations du Sud alors que ces maladies ne concernent qu'à peu près 1 % du marché des compagnies biomédicales[56]. Plusieurs recherches en nanomédecine ciblent néanmoins des pathologies répandues dans les pays du Sud (sida, malaria ou infections bactériennes[57]) et pourraient contribuer à l'amélioration des conditions de santé de ces populations. Cela dit, si l'on considère leur coût de développement, ces nouvelles formes sophistiquées de traitement ne seront probablement avantageuses qu'aux populations du Nord capables de se les offrir, tels les nouveaux traitements contre le sida ou les nouvelles formes de vaccination plus efficaces contre la malaria qui risquent de ne protéger que la seule santé des touristes occidentaux.

Un chercheur travaillant sur la création de biopuces et de biocapteurs fait la remarque suivante : « Une vision centrée sur la technologie est en soi déjà erronée. La technologie va fonctionner, mais pour qui ? » Autrement dit, les technologies nanomédicales sont en soi porteuses d'inégalité car le coût de leur développement, relatif aux types d'infrastructures, aux équipements de recherche et à la main-d'œuvre hautement qualifiée requis, est fondamentalement prohibitif. Une chercheuse en médecine régénératrice abondait dans ce sens : « Je travaille sur la culture cellulaire. La recherche en ce domaine, c'est très cher. Il faut constituer des unités de recherche, puis de traitement et de fabrication qui coûtent

56. M. G. Tyshenko, « The impact of nanomedicine development on North-South equity and equal opportunities in healthcare » ; H. A. Washington, *Deadly Monopolies : The Shocking Corporate Takeover of Life Itself — and the Consequences for Your Health and Our Medical Future*, p. 310-311.

57. T. Mamo *et al.*, « Emerging nanotechnology approaches for HIV/AIDS treatment and prevention » ; P. Urban et X. Fernandez-Busquets, « Nanomedicine against malaria » ; B. Y. S. Kim *et al.*, « Nanomedicine ».

énormément d'argent. En médecine régénératrice, on fabrique des cellules, ça suppose des coûts qui sont supérieurs aux coûts de production d'autres médicaments. Il ne faut jamais perdre de vue que, dans ce domaine, le traitement, c'est du sur-mesure. »

Bien qu'il existe des initiatives de recherche comme le Pan African Centre of Excellence in Nanomedicine Research, qui tente de développer des technologies en fonction des besoins des pays africains, elles restent isolées et ont peu de moyens. C'est pour cela qu'on peut entretenir un certain scepticisme quant à l'application de la nanomédecine dans des pays confrontés à la pauvreté des ressources tant matérielles et humaines que médicales. Il faut plutôt penser à d'autres solutions technologiques plus adaptées aux besoins et aux ressources des pays en développement : « Comment prendre en compte des préoccupations qui dépassent largement le cadre de nos jolis laboratoires ? C'est ce que fait par exemple un mouvement comme *Design for the poor*. Plutôt que de réfléchir à des objets techniques qui ont une forte valeur ajoutée et qui pourraient se vendre à petite échelle dans les pays occidentaux, on y vise une production qui sera utile à plein de gens plus pauvres, mais à qui on pourra aussi en vendre tellement qu'elle sera rentable. Ce n'est pas compliqué. Il y a une vingtaine d'années, l'Établissement français du sang en Rhône-Alpes a ainsi développé avec la société DiaMed un test pour le typage des globules rouges. C'est une réussite. Il est efficace à 99,9 %. Ce n'est pourtant qu'une feuille de plastique avec du gel de sucre dedans. Eh bien, c'est ça qu'il faut ! »

Comme le soulignent certains, la nanomédecine est un « choix de société » qui, s'il est porteur économiquement, ne semble pas l'être autant du point de vue de l'avancement global de l'égalité d'accès aux soins de santé. Sous l'angle de son coût de développement, la nanomédecine offre un modèle biomédical qui risque d'élargir le fossé entre les pays du Nord et les pays du Sud et de se révéler indirectement plus coûteux sur le plan de vie humaine que sur celui de l'amélioration globale de la santé.

Par ailleurs, selon l'OCDE, dans un contexte d'augmentation constante du coût des dépenses de santé par rapport au PIB des pays riches, le prix des nouveaux traitements issus de la médecine personnalisée ou de la médecine régénératrice est un défi pour les systèmes publics de santé[58]. Le rapport *La bioéconomie à l'horizon 2030* avance que la forte pression qui devrait peser dans les prochaines années sur les systèmes publics de santé ne sera pas uniquement imputable à un problème démographique lié au vieillissement de la population, mais aussi au coût des nouvelles technologies biomédicales. Vu l'état actuel du système public de santé dont on ne cesse de décrier les dysfonctionnements endémiques et les coupures nécessaires pour le maintenir sur pieds, est-il réaliste de promouvoir le développement de ces coûteuses innovations biomédicales ? La nature même des nouveaux traitements proposés par la médecine régénératrice, selon le rapport de l'OCDE, nécessite d'importants services cliniques et de laboratoire difficilement conciliables avec le modèle de financement économique des hôpitaux publics. « Le modèle économique le plus proche pourrait être celui des cliniques privées de chirurgie esthétique[59]. » Le rapport laisse entendre que le développement de ces nouvelles thérapies ne serait conciliable qu'avec la privatisation des soins de santé. La nanomédecine serait par là même inconciliable avec un système de santé universel et public.

Malgré l'enthousiasme des décideurs pour le développement de la nanomédecine, cette « médecine du futur » soulève de nombreuses questions relatives à l'essor de nouvelles formes d'exploitation du corps et d'inégalité d'accès aux soins

58. OCDE, *La bioéconomie à l'horizon 2030*, p. 202.
59. *Ibid.*, p. 207.

de santé. Fer de lance de la bioéconomie, la nanomédecine se définit par des priorités commerciales qui intègrent la santé et le biologique dans le cercle d'une économisation programmée qui a pour effet de placer dans le même continuum la recherche biomédicale et le débouché commercial, la santé et le profit économique, le vivant et le capital. L'ensemble de ces questions devrait être débattu par les décideurs avant de se lancer dans des transformations de notre système de santé qui risquent fort d'avoir un impact social majeur.

Conclusion

Et toutefois qui dit chair dit aussi sensibilité.

Antonin Artaud, « Position de la chair »

En tant qu'outil conceptuel, la nanosanté nous a permis d'explorer les différentes dimensions et les enjeux sociaux, culturels et politico-économiques du nouveau rapport à la santé dans lequel nous inscrit l'application des nanotechnologies à la médecine. De ces dernières, elle fait apparaître les implications globales sur le corps, l'identité et, plus largement, la société.

Porteuse d'une transformation de l'« art de guérir » sur le modèle d'une bio-ingénierie, la nanomédecine nous confronte à un changement profond dans la manière d'envisager la santé et les moyens de l'atteindre. Cette mutation est culturellement en phase avec une société accordant une grande valeur au maintien et à l'amélioration technoscientifique de la vie. En ce sens, la nanomédecine trouve son assise dans une « culture de la vie[1] » qui, soutenue par une dynamique de biomédicalisation de la société, fait de la recherche de la perfectibilité technique du corps la forme ultime de la réalisation de soi. À travers sa recherche d'un pouvoir technique

1. K. Knorr Cetina, « The rise of a culture of life ».

toujours plus précis sur la destinée biologique individuelle, la nanomédecine propose un modèle biomédical qui répond à cette nouvelle quête identitaire caractéristique de l'émergence d'une biocitoyenneté dont les effets se font sentir jusque dans le marché pharmaceutique et le système de santé.

Autant intéressé par l'éradication du pathologique que par l'amélioration de la santé et de nos potentialités physiologiques individuelles, la nanomédecine participe à un renouvellement de la forme du contrôle biomédical et du pouvoir sur la vie. Elle est par là même foncièrement politique au sens où elle n'est pas simplement soutenue par des initiatives et des intérêts politico-économiques, mais qu'elle s'enracine dans une biopolitique de la transgression et du dépassement technoscientifique de la « condition humaine », c'est-à-dire, pour reprendre les mots d'Hannah Arendt, de « l'existence humaine telle qu'elle est donnée ». Cet enracinement politique de la nanomédecine et, plus largement, de la recherche biomédicale contemporaine dans une pensée de la transformation technique de l'humain, Arendt en avait dès 1958 saisi toute la portée culturelle : « Depuis quelque temps, un grand nombre de recherches scientifiques s'efforcent de rendre la vie "artificielle" elle aussi, et de couper le dernier lien qui maintient encore l'homme par les enfants de la Nature. [...] Cet homme futur que les savants produiront, nous disent-ils, en un siècle pas davantage, paraît en proie à la révolte contre l'existence humaine telle qu'elle est donnée, cadeau venu de nulle part (laïquement parlant) et qu'il veut pour ainsi dire échanger contre un ouvrage de ses propres mains. [...] C'est une question politique primordiale que l'on ne peut guère, par conséquent, abandonner aux professionnels de la science, ni à ceux de la politique[2]. »

« Question politique primordiale », la nanomédecine plonge ses racines dans une nouvelle manière d'envisager

2. H. Arendt, *Condition de l'homme moderne*, p. 35.

l'existence humaine comme n'étant plus « donnée » à l'homme, mais comme étant un « ouvrage de ses propres mains ». Ouvrage à réaliser par le moyen des technosciences. Se donner les moyens d'envisager l'existence humaine comme une œuvre de nos propres mains ne signifie pas ici d'en construire le sens et la forme en fonction de notre engagement social dans le monde. Cette œuvre est celle de l'intervention technoscientifique sur notre destinée corporelle individuelle, faisant de la réalisation de soi une action technique sur soi. Ce n'est pas une création à la hauteur de l'homme, mais une création à la hauteur de nos moyens techniques. Une création dont l'idéal est de dépasser l'homme « en alignant son corps sur ses instruments grâce au *human engineering*[3] ».

Si la nanomédecine se développe incontestablement pour la vie, pour la santé, ce souci repose sur une certaine conception politique du « bien-être » de l'homme et de son devenir collectif qui est peut-être l'une des expressions les plus abouties de la pensée néolibérale. Dans sa version la plus radicale, cette conception nous donne à voir l'image d'une société de « consommateurs de santé » dont la finalité s'épuise dans une quête individuelle de la perfection biologique d'un corps devenu marché[4]. Ce souci s'adresse aussi à un certain « type d'homme » : les plus nantis de la planète. Se développant au nom d'une politique de la vie, ce souci ne touche pas toutes les vies de la même manière. Il s'accompagne de nouvelles formes d'exploitation du corps et d'inégalité d'accès aux soins de santé. Dans son article « Crise de la médecine ou crise de l'antimédecine ? », Michel Foucault soulignait que « la santé est un désir pour les uns et un luxe pour les autres[5] ». Souhaitons que ce désir ne devienne pas aussi un danger pour tous.

---

3. G. Anders, *L'obsolescence de l'homme. Sur l'âme à l'époque de la deuxième révolution industrielle*, p. 53.

4. C. Lafontaine, *Le corps-marché.*

5. M. Foucault, « Crise de la médecine ou crise de l'antimédecine ? ».

Bibliographie

« 21st century : a user's guide (The) », *Newsweek*, 31 décembre 1999.

Ach, J. S. et B. Luttenberg, *Nanobiotechnology, Nanomedicine and Human Enhancement*, Munster, LIT, 2008.

Adam, B., *Time*, Cambridge, Polity Press, 2004.

—, « Domain of faith : the future as fate, fortune, fiction and fact », conférence *Governing Futures. Imagining, Negotiating & Taming Emerging Technosciences*, université de Vienne, 22 septembre 2011.

Adams, V., M. Murphy et A. E. Clarke, « Anticipation : technoscience, life, affect, temporality », *Subjectivity*, n° 28, 2009, p. 246-265.

Agar, N., *Truly Human Enhancement : A Philosophical Defense of Limits* Cambridge, MIT Press, 2013.

Ahmadi, M. M. et G. A. Jullien, « A wireless-implantable microsystem for continuous blood glucose monitoring », *IEEE Transactions on Biomedical Circuits and Systems*, vol. 3, n° 3, juin 2009, p. 169-180.

Alberganti, M., *Sous l'œil des puces*, Arles, Actes Sud, 2007.

Allary, C. et J. Ozdowski, « Stratégies pour l'innovation pharmaceutique », *Reflets*, août-septembre 2008, p. 57.

Allhoff, F., « The coming era of nanomedicine », *The American Journal of Bioethics*, vol. 9, n° 10, 2009, p. 3-11.

Allhoff, F. (dir.), *What Is Nanotechnology and Why Does It Matter ? From Science to Ethics*, Oxford, Wiley-Blackwell, 2010.

Anders, G., *L'obsolescence de l'homme. Sur l'âme à l'époque de la deuxième révolution industrielle*, Paris, Encyclopédie des nuisances/Ivrea, 2002.

Anderson, M., « Dreaming about nano health care », *Wired*, 14 novembre 2000, en ligne.

Archibugi, D. et S. Iammarino, « Innovation and globalization », dans F. Chesnais, G. Ietto-Gillies et R. Simoneti, *European Integration and Global Corporate Strategies*, Londres, Routledge, 2000, p. 91-116.

Arendt, H., *Condition de l'homme moderne*, Paris, Pocket, « Agora », 1988.

Armstrong, D., « The rise of surveillance medicine », *Sociology of Health & Illness*, vol. 17, nº 3, 1995, p. 393-404.

Arnaldi, S. et M. Piccinni, « Nanotechnologies and equal access to health-care », *Studies in Ethics, Law, and Technology*, nº 3, 2010, en ligne.

Atkinson-Grosjean, J., *Public Science, Private Interests : Culture and Commerce in Canada's Networks of Centres of Excellence*, Toronto, University of Toronto Press, 2006.

Bashirullah, R., « Wireless implants », *IEEE Microwave Magazine*, vol. 11, nº 7, décembre 2010, p. S14-S23.

Baudrillard, J., *Simulacres et simulation*, Paris, Galilée, 1981.

Bennett-Woods, D., *Nanotechnology : Ethics and Society*, Boca Raton, CRC Press, 2008.

Bennett-Woods, D., « Anticipating the impact of nanoscience and nano-technology in healthcare », dans N. Cameron et E. Mitchell (dir.), *Nanoscale : Issues and Perspectives for the Nano Century*, Hoboken, John Wiley & Sons, 2007, p. 295-314.

Benoist, J., « La médecine entre techniques, société et culture : pourquoi des sciences sociales de la santé », dans A. Dialmy (dir.), *Sciences sociales et santé au Maroc*, Fès, LIDESP, 2002, en ligne.

Bensaude-Vincent, B., *Se libérer de la matière ? Fantasmes autour des nouvelles technologies*, Paris, Quae, 2004.

—, *Les vertiges de la technoscience*, Paris, La Découverte, 2009.

—, « Nanotechnologies : une révolution annoncée », *Études*, nº 12, 2009.

—, « Une technologie sans frontières », *La Revue nouvelle*, nº 11, 2011, p. 28-33.

Bensaude-Vincent, B. et S. Loeve, « Metaphors in nanomedicine : the case targeted drug delivery », *Nanoethics*, 2013, en ligne.

Bernard, C., *Introduction à l'étude de la médecine expérimentale*, Paris, Flammarion, 2013.

Bernstein, A., « Promesses offertes par les sciences de la santé au vingt et unième siècle », discours d'ouverture devant l'Académie canadienne des sciences de la santé, Ottawa, IRSC, 21 septembre 2005.

Besnier, J.-M., *Demain les posthumains. Le futur a-t-il encore besoin de nous ?*, Paris, Fayard, 2012.

Birch, K., « The neoliberal underpinnings of the bioeconomy : the ideo-logical discourses and practices of economic competitiveness », *Genomics, Society and Policy*, vol. 2, nº 3, 2006, p. 1-15.

Birch, K. et D. Tyfield, « Theorizing the bioeconomy : biovalue, biocapital, bioeconomics, or… what ? », *Science, Technology, & Human Values*, vol. 38, nº 3, 2013, p. 299-327.

Boenink, M., « Molecular medicine and concepts of disease : the ethical value of a conceptual analysis of emerging biomedical technologies », *Medicine, Health Care and Philosophy*, vol. 13, n° 1, 2010, p. 11-23.

Boenink, M. *et al.*, « Anticipating the interaction between technology and morality : a scenario study of experimenting with humans in bionanotechnology », *Studies in Ethics, Law, and Technology*, 2010, en ligne.

Boisseau, P., « Nanomedicine to 2020 », *Nanomedicine in Europe : Present and for the Future*, Bruxelles, Parlement européen, 2 juin 2010, en ligne.

Boisseau, P. et B. Loubaton, « Nanomedicine, nanotechnology in medicine », *Comptes rendus physique*, vol. 12, n° 7, septembre 2011, p. 620-636.

Bouchard, R., *Bio-Systemics Synthesis : Science and Technology Foresight Pilot Project*, Ottawa, Canadian Research Council, 2003.

Bostrom, N., *Superintelligence : Paths, Dangers, Strategies*, Oxford, Oxford University Press, 2014.

Bowman, D. M. *et al.*, « Anticipating the societal challenges of nanotechnologies », *Nanoethics*, vol. 7, n° 1, 2013, p. 1-5.

Brewer, J. et O. Gurel, « Nanomedicine : issues of privacy and informed consent », *Nanotechnology Law & Business*, vol. 6, 2009, p. 45-57.

Brey, Philip A. E., « Anticipatory ethics for emerging technologies », *Nanoethics*, vol. 6, n° 1, 2012, p. 1-13.

Bruno, I., *À vos marques, prêts, cherchez ! La stratégie européenne de Lisbonne, vers un marché de la recherche*, Bellecombe-en-Bauges, Éditions du Croquant, 2008.

Cambrosio, A. *et al.*, « Mapping the emergence and development of translational cancer research », *European Journal of Cancer*, vol. 42, n° 18, 2006, p. 3140-3148.

Canguilhem, G., *Le normal et le pathologique*, Paris, PUF, 2009.

Cavalcanti, A. *et al.*, « Nanorobot for brain aneurysm », *The International Journal of Robotics Research*, vol. 28, n° 4, janvier 2009, p. 558-570.

CEA, *Nanobiotechnologies-nanomédecine : quels espoirs, quelles limites ?*, Gif-sur-Yvette, CEA, 12 juin 2007.

Chamayou, G., *Les corps vils : expérimenter sur les êtres humains aux XVIII*e *et XIX*e *siècles*, Paris, La Découverte, 2008.

Charmaz, K., « Loss of self : a fundamental form of suffering in the chronically ill », *Sociology of Health & Illness*, vol. 5, n° 2, 1983, p. 168-195.

Che, C. K. et M. Gill, « Nanomedicine : the future of healthcare », *Journal Ce*, février 2000, p. 6-14.

Choi, C., « Soft circuits may lead to "cyborg tissues" », *Scientific American*, juin 2013, en ligne.

Clarke, A. *et al.* « Technosciences et nouvelle biomédicalisation : racines occidentales, rhizomes mondiaux », *Sciences sociales et santé*, vol. 18, n° 2, 2000, p. 11-42.

—, « Biomedicalization : technoscientific transformations of health, illness, and U.S. biomedicine », *American Sociological Review*, vol. 68, n° 2, avril 2003, p. 161-194.

Clarke, A., L. Mamo et J. Ruth Fosket (dir.), *Biomedicalization : Technoscience, Health, and Illness in the U. S.*, Durham (N. C.), Duke University Press, 2010.

Coenen, C. *et al.*, « Human enhancement study », *European Parliament*, rapport n° IP/A/STOA/FWC/2005-28/SC35, 41 & 45 PE 417.483, mai 2009.

Coloma, P. M., « Phase 0 clinical trials : theoritical and practical implications in oncologic drug development », *Open Access Journal of Clinical Trials*, vol. 5, 2013.

Collin, J., M. Otero et L. Monnais (dir.), *Le médicament au cœur de la socialité contemporaine. Regards croisés sur un sujet complexe*, Québec, Presses de l'université du Québec, 2006.

Communauté métropolitaine de Montréal et NanoQuébec, *Nanotechnologies*, 2004.

Cooper, M., « Clinical capital : neo-liberalism and the will to experiment (China and the US) », *Global Biopolitics Research Group Working Paper*, 2007, en ligne.

—, « The pharmacology of distributed experiment : user-generated drug innovation », *Body & Society*, vol. 18, nos 3-4, 2012, p. 18-43.

Cooper, M. et C. Waldby, *Clinical Labor : Tissue Donors and Research Subjects in the Global Bioeconomy*, Durham (C. N.), Duke University Press, 2014.

Couvreur, P., « Les nanotechnologies peuvent-elles contribuer à traiter des maladies sévères ? », leçon inaugurale de la chaire d'innovation technologique Liliane Bettencourt 2009-2010, Collège de France, 21 janvier 2010.

Dagognet, F., *La raison et ses remèdes*, Paris, PUF, 1984.

Dardot, P. et C. Laval, *La nouvelle raison du monde. Essai sur la société néolibérale*, Paris, La Découverte, 2010.

Dausset, J., « Les bases de la médecine prédictive », *ADSP*, n° 34, 2001, p. 66-67.

De Grey, A. et M. Rae, *Ending Aging : The Rejuvenation Breakthroughs That Could Reverse Human Aging in Our Lifetime*, New York, St. Martin's Griffin, 2008.

Dion-Labrie, M. *et al.*, « Réflexions éthiques sur la médecine personnalisée : l'alliance de la science et de la médecine enfin réalisée ? », *Revista Colombiana de Bioética*, vol. 3, n° 2, 2008.

Drexler, K. Eric, *Engins de création. L'avènement des nanotechnologies*, Paris, Vuibert, 2005.

Dürr, A. *et al.*, « Enjeux de la médecine prédictive en neurogénétique : quelle place pour l'homme ? », *Champ psychosomatique*, vol. 55, n° 3, 2009, p. 83-95.

Esquivel Sada, D., « Le "nanomonde" et le renversement de la distinction entre nature et technique : entre l'artificialisation de la nature et la naturalisation de la technique », mémoire de maîtrise, département de sociologie, université de Montréal, 2009.

European Commission and ETP Nanomedicine, *Roadmaps in Nanomedicine Towards 2020*, ETP Nanomedicine Secretariat, 2009.

European Group on Ethics in Science and New Technologies, *Opinion on the Ethical Aspects of Nanomedicine*, Bruxelles, Commission européenne, 2007, p. 17.

European Science Foundation, *Nanomedicine : An ESF-European Medical Research Councils (EMRC) Forward Look Report*, Strasbourg, European Science Foundation, 2005.

European Technology Platform on Nanomedicine, *Vision Paper and Basis for a Strategic Research Agenda for Nanomedicine*, Luxembourg, Office for Official Publications of the European Communities, septembre 2005.

Fassin, D., « Another politics of life is possible », *Theory, Culture & Society*, vol. 26, n° 5, 2009, p. 44-60.

Ferrari, A., C. Coenen et Armin Grunwald, « Visions and ethics in current discourse on human enhancement », *Nanoethics*, vol. 6, n° 3, 2012, p. 215-229.

Ferrari, M., « Cancer nanotechnology : opportunities and challenges », *Nature Reviews Cancer*, vol. 5, n° 3, janvier 2005, p. 161-171.

Fisher, E., « Responsible healthcare innovation : anticipatory governance of nanodiagnostics for theranostics medicine », *Expert Review of Molecular Diagnostics*, vol. 12, n° 8, 2012, p. 857-870.

Fogelberg, H. et H. Glimell, *Bringing Visibility to the Invisible : Towards a Social Understanding of Nanotechnology*, Göteborg, Göteborg Universitet, 2003, p. 78.

Fortina *et al.*, P., « Nanobiotechnology : the promise and reality of new approaches to molecular recognition », *Trends in Biotechnology*, vol. 23, n° 4, avril 2005, p. 168-173.

Foucault, M., *L'herméneutique du sujet. Cours au Collège de France (1981-1982)*, Paris, Gallimard, 2001.

—, « Crise de la médecine ou crise de l'antimédecine ? », dans *Dits et écrits II. 1976-1988*, Paris, Gallimard, 2001.

—, *Naissance de la biopolitique. Cours au Collège de France (1978-1979)*, Paris, Gallimard, 2004.

—, *Naissance de la clinique*, Paris, PUF, 2009.

Franklin, S., « Ethical biocapital », dans S. Franklin et M. Lock (dir.), *Remaking Life and Death : Towards an Anthropology of the BioSciences*, Santa Fe, School of American Research Press, 2003.

Freedman, B., « Placebo-controlled trials and the logic of clinical purpose », *IRB*, vol. 12, nº 6, 1990, p. 1-6.

Freitag, M., *L'impasse de la globalisation. Une histoire sociologique et philosophique du capitalisme*, Montréal, Écosociété, 2008.

Freitas, R., *Nanomedicine*, t. 1, *Basic Capabilities*, Austin, Landes Bioscience, 1999, p. 25.

—, « Personal choice in the coming era of nanomedicine », dans F. Allhoff *et al.*, *Nanoethics : The Ethical and Social Implications of Nanotechnology*, New Jersey, John Wiley & Sons, 2007.

—, « Welcome to the future of medicine », *Studies in Health Technology and Informatics*, nº 149, 2009, p. 251-256.

Frippiat, L., « L'amélioration technique de l'être humain : introduction aux différents courants du débat », *Journal international de bioéthique*, vol. 22, nºs 3-4, 2011, p. 33-50.

Georgescu-Roegen, N., *The Entropy Law and the Economic Process*, Cambridge (Mass.), Harvard University Press, 1999.

Gilbert, J., « Rebuilding big pharma's business model », *In Vivo. The Business & Medicine Report*, vol. 2, nº 10, novembre 2003, en ligne.

Gingras, Y., P. Keating et C. Limoges, « Du savant au chercheur entrepreneur », *Sciences humaines*, hors série nº 31, décembre 2000-janvier, février 2001, p. 32-35.

Goffette, J., *Naissance de l'anthropotechnie : de la médecine au modelage de l'humain*, Paris, Vrin, 2006.

Goldstein Jutel, A., *Putting a Name to It : Diagnosis in Contemporary Society*, Baltimore (Mar.), Johns Hopkins University Press, 2011.

Gordon, N. et U. Sagman, « Nanomedicine taxonomy », Canadian Institutes of Health Research & Canadian NanoBusiness Alliance, février 2003.

« Guérir grâce à la thérapie : peut-on encore y croire ? », *Technology Review*, nº 3, 2007.

Guis, F., « Vers un monde sans fumée : analyse sociologique du dispositif anti-tabac au Québec », université de Montréal, 2013.

Hables Gray, C., *The Cyborg Handbook*, New York, Routledge, 1995.

Haraway, D. J., *Modest_Witness@Second_Millennium.FemaleMan@_Meets_OncomouseTM : Feminism and Technoscience*, New York, Routledge, 1997.

Harris, J., *Enhancing Evolution : The Ethical Case for Making Better People*, Princeton, Princeton University Press, 2007.

—, *Nanotechnology World Economy*, Bloomington, AutorHouse, 2009.

Henderson, S. et A. R. Petersen, *Consuming Health : The Commodification of Health Care*, Londres, Routledge, 2002.

Hogle, L. F., « Life/time warranty : rechargeable cells and extendable lives », dans S. Franklin et M. Lock, *Remaking Life and Death : Toward an Anthropology of Biosciences*, Santa Fe, School of American Research Press, 2003, p. 61-98.

Hood, L., « A vision for personalized medicine », *MIT Technology Review*, 9 mars 2010, en ligne.

Hoogvelt, A., *Globalization and the Postcolonial World : The New Political Economy of Development*, Baltimore, Johns Hopkins University Press, 2001.

Hottois, G., *Le signe et la technique*, Paris, Aubier, 1984.

—, *Entre symbole et technosciences*, Seyssel, Champ Vallon, 1996.

Hughes, J., « Beyond human nature : the debate over nanotechnological enhancement », dans N. Cameron et E. Mitchell (dir.), *Nanoscale : Issues and Perspectives for the Nano Century*, Hoboken, John Wiley & Sons, 2007, p. 61-70.

Hullmann, A., *European Activities in the Field of Ethical, Legal and Social Aspects (ELSA) and Governance of Nanotechnology*, Bruxelles, European Commission, 2008.

Instituts de recherche en santé du Canada, *Médecine régénératrice et nanomédecine. Investir aujourd'hui dans la promesse de demain,* Ottawa, Instituts de recherche en santé du Canada, 2006.

Interagency Working Group on Nanoscience, Engineering and Technology, *National Nanotechnology Initiative : Leading to the Next Industrial Revolution*, Washington (D. C.), National Science and Technology Council, février 2000.

Jain, K. K., « Personalized medicine », *Current Opinion in Molecular Therapeutics*, vol. 4, n° 6, décembre 2002, p. 548-558.

—, « Role of pharmacoproteomics in the development of personalized medicine », *Pharmacogenomics*, vol. 5, n° 3, avril 2004, p. 331-336.

—, *Biomarkers : Technologies, Markets and Companies*, Basel, Jain PharmaBiotech, 2007.

—, « Nanomedicine : application of nanobiotechnology in medical practice », *Medical Principles and Practice*, vol. 17, 2008, p. 89-101.

Johnson, A., « Top-down science : the roles of roadmaps in the development of nanotechnology », Joint Wharton-Chemical Heritage Foundation Symposium on Social Studies of Nanotechnology, 2007.

Johnson, J. A. et W. E. Evans, « Molecular diagnostics as a predictive tool : genetics of drug efficacy and toxicity », *Trends in Molecular Medicine*, vol. 8, n° 6, juin 2002, p. 304-305.

Jotterand, F., « Nanomedicine : how it could reshape clinical practice », *Nanomedicine*, vol. 2, n° 4, août 2007, p. 401-405.

Kearney, A. T.,« Make your move : taking clinical trials to the best location », 2006, en ligne.

Keating, P. et A. Cambrosio, « Clinical trials in the age of personalized medicine », *Journal of Medicine and the Person*, vol. 9, 2011, p. 91-98.

Kenen, R. H., « The at-risk health status and technology : a diagnostic invitation and the "gift" of knowing », *Social Science & Medicine*, vol. 42, n° 11, juin 1996, p. 1545-1553.

Kerr, I. et J. Wishart, « Tsunami wave of science : how the technologies of transhumanist medicine are shifting Canada's health research agenda », *Health Law Journal*, numéro spécial, 2008, p. 13-39.

Kim, B. Y. S. *et al.*, « Nanomedicine », *The New England Journal of Medicine*, vol. 363, n° 25, 2010, p. 2434-2443.

Knorr Cetina, K., « The rise of a culture of life », *EMBO*, vol. 6, suppl. 1, juillet 2005, p. S76-S80.

Kumar Teli, M. *et al.*, « Nanotechnology and nanomedicine : going small means aiming big », *Current Pharmaceutical Design*, vol. 16, n° 16, 2010, p. 1882-1892.

Lafontaine, C., « Nouvelles technologies et subjectivité », *Sociologie et sociétés*, vol. 35, n° 2, 2003.

—, « Regenerative medicine's immortal body : from the fight against ageing to the extension of longevity », *Body & Society*, vol. 15, n° 4, 2009, p. 53-71.

—, *La société postmortelle*, Paris, Seuil, 2008.

—, *Le corps-marché. La marchandisation de la vie humaine à l'ère de la bioéconomie*, Paris, Seuil, 2014.

Lafontaine, C. *et al.*, *Nanotechnologies et société. Enjeux et perspectives. Entretiens avec des chercheurs*, Montréal, Boréal, 2010.

Lafontaine, C. et M. Robitaille, « Entre science et utopie, le corps transfiguré des nanotechnologies », dans A. Leibing (dir.), *Les technologies de l'espoir. La fabrique d'une histoire à accomplir*, Québec, Presses de l'université Laval, 2010, p. 47.

Lahire, B., *L'homme pluriel. Les ressorts de l'action*, Paris, Hachette, 1998.

—, *Dans les plis singuliers du social : individus, institutions, socialisations*, Paris, La Découverte, 2013.

Landecker, H., *Culturing Life : How Cells Became Technologies*, Harvard, Harvard University Press, 2010.

Laurent, B., *Les politiques des nanotechnologies. Pour un traitement démocratique d'une science émergente*, Paris, C. L. Mayer, 2010, p. 24.

Le Dévédec, N., *La société de l'amélioration. La perfectibilité humaine des Lumières au transhumanisme*, Montréal, Liber, 2015.

—, « De l'humanisme au post-humanisme : les mutations de la perfectibilité humaine », *Revue du MAUSS*, décembre 2008, p. 1-11, en ligne.

Le Dévédec, N. et F. Guis, « L'humain augmenté, un enjeu social », *SociologieS*, 2013, en ligne.

Le Noé, O. et P. Trabal, « Sportifs et produits dopants : prise, emprise, déprise », *Drogues, santé et société*, vol. 7, n° 1, 2008, p. 191-236.

Lenk, H., *Global TechnoScience and Responsibility*, Berlin, LIT, 2007.

Leontis, V. L. et G. J. Agich, « Freitas on disease in nanomedicine : implications for ethics », *Nanoethics*, vol. 4, n° 3, décembre 2010, p. 209.

Lesemann, F., « La société des savoirs et la gouvernance : la transformation des conditions de production de la recherche universitaire ».

Lesko, L., « Personalized medicine : elusive dream or imminent reality ? », *Clinical Pharmacology & Therapeutics*, vol. 81, n° 6, 2007.

Liu, L., *Emerging Nanotechnology Power : Nanotechnology R&D and Business Trends in the Asia Pacific Rim*, Singapour, World Scientific Press, 2009.

Lock, M., « The eclipse of the gene and the return of divination », *Current Anthropology*, vol. 46, 2005, p. S47-S70.

—, « The future is now : locating biomarkers for dementia », dans R. V. Burri et J. Dumit, *Biomedicine as Culture : Instrumental Practices, Technoscientific Knowledge, and New Modes of Life*, New York, Routledge, 2007, p. 61-86.

—, « Bridging the gaps : science fiction in nanotechnology », *Hyle*, vol. 10, n° 2, 2004, p. 129-152.

—, « Nanotechnology : legitimacy, narrative and emergent technologies », *Sociology Compass*, vol. 2, n° 4, 2008, p. 1266-1286.

Lock, M. et V.-K. Nguyen, *An Anthropology of Biomedicine*, West Sussex, Wiley-Blackwell, 2010.

López, J. et J. Lunau, « ELSIfication in Canada : legal modes of reasoning », *Science as Culture*, vol. 21, n° 1, 2012, p. 77-99.

Lösch, A., « Nanomedicine and space : discursive orders of mediating innovations », dans D. Baird, A. Nordmann et J. Schummer (dir.), *Discovering the Nanoscale*, Amsterdam, IOS Press, 2004, p. 193-202.

—, « Anticipating the futures of nanotechnology : visionary images as means of communication », *Technology Analysis & Strategic Management*, vol. 18, n°s 3-4, 2006, p. 393-409.

Lupton, D., « Consumerism, reflexivity and the medical encounter », *Social Science & Medicine*, vol. 45, n° 3, août 1997, p. 373-381.

—, *Risk*, New York, Routledge, 1999.

Maestrutti, M., *Imaginaires des nanotechnologies. Mythes et fictions de l'infiniment petit*, Paris, Vuibert, 2011.

Maienschein, J., « Controlling life : from Jacques Loeb to regenerative medicine », *Journal of the History of Biology*, vol. 42, n° 2, juillet 2009, p. 215-230.

Mamo, T. *et al.*, « Emerging nanotechnology approaches for HIV/AIDS treatment and prevention », *Nanomedicine*, vol. 5, n° 2, 2010, p. 269-285.

Marcotte, E., M. Shoichet et R. Chenier, « Defining the national strategy : regenerative medicine in tissue engineering and artificial organs », *Regenerative Medicine & Nanomedicine*, mai 2003, en ligne.

Marincola, F. M., « Translational medicine : a two-way road », *Journal of Translational Medicine*, vol. 1, n° 1, 2003.

Martel, S. *et al.*, « Flagellated magnetotactic bacteria as controlled MRI-trackable propulsion and steering systems for medical nanorobots operating in the human microvasculature », *The International Journal of Robotics Research*, vol. 28, n° 4, janvier 2009, p. 571-582.

Masquelet, A.-C., « La relégation du corps à corps chirurgical », dans A.-C. Masquelet (dir.), *Le corps relégué*, Paris, PUF, 2007.

McCray, P., « Will small be beautiful ? Making policies for our nanotech future », *History and Technology* vol. 21, n° 2, 2005, p. 177-203.

McGrail, S., « "Cracks in the system" : problematisation of the future and the growth of anticipatory and interventionist practices », *Journal of Futures Studies*, vol. 16, n° 3, 2012, p. 21-46.

Milburn, C., *Nanovision : Engineering the Future*, Durham et Londres, Duke University Press, 2008.

—, « Nanotechnology in the age of posthuman engineering : science-fiction as science », dans K. N. Hayles (dir.), *Nanoculture : Implications of the New Technoloscience*, Bristol, Intellect, 2004, p. 109-129.

Mirowski, P., *Science Mart. Privatizing American Science*, Cambridge et Londres, Harvard University Press, 2011.

Mirowski, P. et R. Van Horn, « The contract research organization and the commercialization of scientific research », *Social Studies of Science*, vol. 35, n° 4, 2005, p. 503-548.

Missa, J.-N., « Dopage sportif et médecine d'amélioration », *Journal international de bioéthique*, vol. 22, n°s 3-4, 2011, p. 93-121.

Mody, C., « Small, but determined : technological determinism in nanoscience », *Hyle*, vol. 10, n° 2, 2004, p. 99-128.

Mohandy, C. *et al.*, « Nanobiotechnology : application of nanotechnology in therapeutics and diagnosis », *International Journal of Green Nanotechnology : Biomedecine*, n° 1, 2009, p. B25-B38.

Morris, M. C., « Cancer et nanotechnologie. Innovation en diagnostic, vectorisation et thérapeutique », *Rayonnement du CNRS*, n° 58, 2012, p. 47-57.

Mowery, D. C., « The Bayh-Dole Act and high-technology entrepreneurship in U.S. universities : chicken, egg, or something else ? », *Advances in the Study of Entrepreneurship, Innovation & Economic Growth*, n° 16, 2005, p. 39-68.

Nanobiotix, « Document de référence (R. 14-002) », Autorité des marchés financiers, 27 janvier 2014, en ligne.

National Centre for Programme Management (Romania) et National Centre for Research and Development (Poland), *Strategic Agenda for EuroNanoMed*, Bruxelles, EuroNanoMed ERA-NET, 2009.

Nerlich, B., « From Nautilus to nanobo(a)ts : the visual construction of nanoscience », *AZojono. Journal of Nanotechnology Online*, n° 1, 2005, en ligne.

Nordmann, A., « Philosophy of technoscience in the regime of vigilance », dans G. A. Hodge *et al.*, *International Handbook on Regulating Nanotechnologies*, Cheltenham, Edward Elgar, 2011, p. 25-45.

Nordmann, A., « If and then : a critique of speculative nanoethics », *Nanoethics*, vol. 1, n° 1, 1er mars 2007, p. 31-46.

Noury, M. et C. Lafontaine, « De la nanomédecine à la nanosanté : vers un nouveau paradigme biomédical », *Socio-anthropologie*, n° 29, 2010, p. 13-38.

Noury, M. et J. López, « Nanomedicine and personalised medicine : understanding the personalisation of healthcare in the molecular era », *Sociology of Health & Illness*, early view, 2016, DOI : 10.1111/1467-9566.12502.

Nundy, S., M. Chir et C. M. Gulhati, « A new colonialism ? Conducting clinicail trials in India », *New England Journal of Medicine*, vol. 352, n° 16, 2005, p. 1633-1636.

OCDE, *La bioéconomie à l'horizon 2030. Quel programme d'action ?*, Paris, OCDE, 2009.

Office québécois de la langue française, *Vocabulaire panlatin de la nanotechnologie*, Québec, gouvernement du Québec, 2009, p. 42-43.

Ong, A. et N. N. Chen, *Asian Biotech : Ethics and Communities of Fate*, Durham (C. N.), Duke University Press, 2010.

Orsi, F. et J.-P. Moatti, « D'un droit de propriété intellectuelle sur le vivant aux firmes de génomique : vers une marchandisation de la connaissance scientifique sur le génome humain », *Économie & prévision*, vol. 150, nos 4-5, 2001, p. 123-138.

Palmberg, C., H. Dernis et C. Miguet, *Nanotechnology : An Overview Based on Indicators and Statistics*, OECD Science, Technology and Industry Working Papers, Paris, Organisation for Economic Co-operation and Development, 25 juin 2009, en ligne.

Petersen, A. et D. Lupton, *The New Public Health : Health and Self in the Age of Risk*, St. Leonards, Allen & Unwin, 1996.

Petryna, A., *When Experiments Travel : Clinical Trials and the Global Search for Human Subjects*, Princeton, Princeton University Press, 2009.

Pignarre, P., *Le grand secret de l'industrie pharmaceutique*, Paris, La Découverte, 2004.

Rabinow, P., « Artificiality and enlightment : from sociobiology to bio-sociality », dans J. Crary et S. Kwinter (dir.), *Incorporations*, New York, Zone, 1992, p. 243-252.

Rai, A. K. et R. S. Eisenberg, « Bayh-Dole reform and the progress of biomedicine », *Law and Contemporary Problems*, vol. 66, n°s 1-2, 2003, p. 289-314.

Ranganathan *et al.*, R., « Nanomedicine : towards development of patient-friendly drug-delivery systems for oncological applications », *International Journal of Nanomedicine*, n° 7, 2012, p. 1043-1060.

Regenerative Medicine. Commercial Opportunities and Ontario's Strengths Toronto, MaRS Advisory Services, 2009, en ligne.

Reiser, S. J., *Medicine and the Reign of Technology*, Cambridge, Cambridge University Press, 1978.

Reuell, P., « Merging the biological, electronic », *Harvard Gazette*, 26 août 2012.

Reynaudi, M. et S. Sauneron, « Médecine prédictive : les balbutiements d'un concept aux enjeux considérables », *La note d'analyse*, n° 289, octobre 2012, p. 4-5.

Ricroch, A. et C. Dekeuwer, « Enjeux éthiques de la médecine prédictive », *Droit, déontologie & soin*, vol. 7, n° 2, juillet 2007, p. 169-194.

Robitaille, M., *Culture du corps et technosciences : vers une « mise à niveau » technique de l'humain ? Analyse des représentations du corps soutenues par le mouvement transhumaniste*, thèse de doctorat, université de Montréal, 2008.

Roco, M. C. et W. S. Bainbridge, *Converging Technologies for Improving Human Performance : Nanotechnology, Biotechnology, Information Technology and Cognitive Science*, Arlington (Vir.), NSF/DOC, 2002.

Rose, N., *Governing the Soul : The Shaping of the Private Self*, New York, Routledge, 1990.

—, « The death of the social ? Re-figuring the territory of government », *Economy and Society*, vol. 25, 1996, p. 327-356.

—, *The Politics of Life Itself*, Princeton (N. J.), Princeton University Press, 2006.

Rose, N. et C. Novas, « Biological citizenship », dans A. Ong et S. J. Collier (dir.), dans *Global Assemblages : Technology, Politics, and Ethics as Anthropological Problems*, Malden, Blackwell, 2004, p. 439-463.

Roth, M., « Standardizing the decision process to personalize a therapy with a theranostic : the options for test index (OFTi) », *The Journal of Biolaw & Business*, vol. 11, n° 2, 2008, p. 1-8.

Roure, F., « Économie internationale des nanotechnologies et initiatives publiques », *Les Annales des mines*, février 2004.

Salter, B., « State strategies and the geopolitics of the global knowledge economy : China, India and the case of regenerative medicine », *Geopolitics*, vol. 14, n° 1, 2009, p. 47-78.

Sampat, B. N., « Patenting and US academic research in the 20th century : the world before and after Bayh-Dole », *Research Policy*, vol. 35, n° 6, 2006, p. 772-789.

Sanberg, A., « Morphological freedom : why we not just want it, but need it », présenté à TransVision 2001, Berlin, 22 juin 2001, en ligne.

Sanni Yaya, H., *Pouvoir médical et santé totalitaire : conséquences socio-anthropologiques et éthiques*, Québec, Presses de l'université Laval, 2009.

Selin, C., « Expectations and the emergence of nanotechnology », *Science, Technology, & Human Values*, vol. 32, n° 2, 2007, p. 196-220.

Shah, S., *The Body Hunters : Testing New Drugs on the World's Poorest Patients*, New York, The New Press, 2006.

Suarez-Villa, L., *Globalization and Technocapitalism : The Political Economy of Corporate Power and Technological Domination*, Burlington, Ashgate, 2012.

—, *Technocapitalism : A Critical Perspective on Technological Innovation and Corporatism*, Philadelphia, Temple University Press, 2012.

Sulik, G., « "Our diagnoses, our selves" : the rise of the technoscientific illness identity », *Sociology Compass*, n°s 5-6, 2011, p. 463-477.

Sumer, B. et J. Gao, « Theranostic nanomedicine for cancer », *Nanomedicine*, vol. 3, n° 2, 2008.

Sunder Rajan, K., *Biocapital : The Constitution of Postgenomic Life*, Durham (C. N.), Duke University Press, 2006.

Thacker, E., *The Global Genome : Biotechnology, Politics, and Culture*, Cambridge, MIT Press, 2005.

Thiers, F. A. *et al.*, « Trends in the globalization of clinical trials », *Nature Reviews Drug Discovery*, vol. 7, 2008, p. 13-14.

Thomas, K., « For drugs makers, China becomes a perilous market », *The New York Times*, juillet 2013, en ligne.

Thoreau, F., « Visualiser à l'échelle du nanomètre », *La Revue nouvelle*, n° 11, 2011, p. 54-65.

Timmermans, S. et M. Buchbinder, « Patients-in-waiting : living between sickness and health in the genomics era », *Journal of Health and Social Behavior*, vol. 51, n° 4, décembre 2010, p. 408-423.

Timmermans, J. *et al.*, « Ethics and nanopharmacy : value sensitive design of new drugs », *Nanoethics*, vol. 5, 2011, p. 269-283.

Tritter, J. *et al.*, *Globalisation, Markets and Healthcare Policy : Redrawing the Patient as Consumer*, New York, Routledge, 2010.

Tsai, A., « Nanomedicine : the medical revolution », dans K. Allen (dir.), *Anthology of High Technology*, Los Angeles, University of Southern California, 2002.

Tyshenko, M. G., « The impact of nanomedicine development on North-South equity and equal opportunities in healthcare », *Studies in Ethics, Law, and Technology*, vol. 3, n° 3, 2009.

Urban, P. et X. Fernandez-Busquets, « Nanomedicine against malaria », *Current Medicinal Chemistry*, vol. 21, n° 5, 2014, p. 605-629.

U. S. Department of Health and Human Services and FDA, *Challenge and Opportunity on the Critical Path to New Medical Products*, Washington (D. C.), mars 2004, en ligne.

U. S. Department of Health and Human Services, *2020 : A New Vision. A Future for Regenerative Medicine*, Washington (D. C.), janvier 2005.

U. S. Department of Health and Human Services, FDA, et Center for Drug Evaluation and Research, *Guidance for Industry, Investigators, and Reviewers. Exploratory IND Studies*, Washington (D. C.), janvier 2006, en ligne.

Van Lente, H., « Promising technology : the dynamics of expectations in technological developments », thèse de doctorat, université de Twente, 1993.

—, « Forceful futures : from promise to requirement », dans N. Brown (dir.), *Contested Futures : A Sociology of Prospective Techno-Science*, Burlington, Ashgate, 2000, p. 43-63.

Van Merkek, R. O. et H. Van Lente, « Tracing emerging irreversibilities in emerging technologies : the case of nanotubes », *Technological Forecasting and Social Change*, vol. 72, n° 9, 2005, p. 1094-1111.

Verdier, H., « La "médecine prédictive". Entre croyance et construction de nouvelles catégories de risques », *L'année sociologique*, vol. 46, n° 2, 1996, p. 413-447.

Vinck, D., « De l'objet intermédiaire à l'objet-frontière », *Revue d'anthropologie des connaissances*, vol. 3, n° 1, 2009.

Wagner, V. *et al.*, *Nanomedicine : Drivers for Development and Possible Impacts*, Luxembourg, Office for official publications of the European Communities, 2008.

Waldby, C., *The Visible Human Project Informatic Bodies and Posthuman Medicine*, Londres, Routledge, 2000.

Waldby, C. et R. Mitchell, *Tissue Economies : Blood, Organs, and Cell Lines in Late Capitalism*, Durham (C. N.), Duke University Press, 2006.

Walhout, B. *et al.*, *Nanomedicine in the Netherlands : Social and Economic Challenges*, La Haye, Rathenau Instituut, 2010.

Washington, H. A., *Deadly Monopolies : The Shocking Corporate Takeover of Life Itself — and the Consequences for Your Health and Our Medical Future*, New York, Anchor Books, 2011.

Webster, T. J. (dir.), *Nanotechnology Enabled In Situ Sensors for Monitoring Health*, New York, Springer, 2011.

Wehling, P., « The technoscientization of medicine and its limits : technoscientific identities, biosocialities, and rare disease patient organizations », *Poiesis Prax*, vol. 8, 2011, p. 67-82.

Wiesing, U., « The history of medical enhancement : from *restitutio ad integrum* to *transformatio ad optimum* ? », dans B. Gordijn et R. Chadwick (dir.), *Medical Enhancement and Posthumanity*, Houten, Springer, « The international library of ethics, law and technology », vol. 2, 2009, p. 9-24.

Witkop B., « Paul Ehrlich and his magic bullets, revisited », *Proceedings of the American Philosophical Society*, vol. 143, n° 4, 1999, p. 540-557.

Wolbring, G., *The Triangle of Enhancement Medicine, Disabled People, and the Concept of Health : A New Challenge for HTA, Health Research, and Health Policy*, Edmonton, Alberta Heritage Foundation for Medical Research, 2005.

Young, S., « Innovator under 35 : Bozhi Tian, 32 », *MIT Technology Review*, en ligne.

Zhang, D. H. *et al.*, « Reliability of tissue microarrays in detecting protein expression and gene amplification in breast cancer », *Modern Pathology*, vol. 16, n° 1, janvier 2003, p. 79-85.

Ziman, J., « "Postacademic science" : constructing knowledge with networks and norms », *Science Studies*, vol. 9, n° 1, 1996, p. 67-80.

Table des matières

Éditions Liber
2318, rue Bélanger, Montréal, Québec, H2G 1C8
Téléphone : 514 522-3227 ; Télécopie : 514 522-2007
site : www.editionsliber.com ; courriel : info@editionsliber.com

RECYCLÉ
Papier fait à partir de matériaux recyclés
FSC® C100212

Achevé d'imprimer en mars 2017,
sur les presses de l'imprimerie Gauvin
Gatineau, Québec